病院のやめどき
「医療の自己決定」で快適人生

良醫才敢揭發的醫療真相

拒絕無效檢查，遏止過度醫療，拿回病主權的66個良心建議

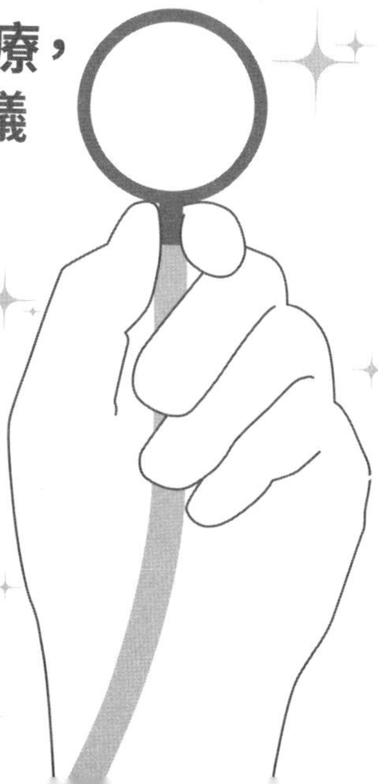

和田秀樹 著 | 胡慧文 譯

推薦序

不要全面聽信醫師的話，懂得自主抉擇醫療方式才是上策

美國執業自然醫學醫師、台灣全民健康促進協會榮譽理事長
陳俊旭

一位高齡九十的護士被記者問到長壽祕訣，她的回答是「離醫師遠一點」（stay away from doctors）。雖然這是一語雙關的幽默，卻也隱喻現代醫療對健康長壽不一定有實質的幫助，反而過度檢查和醫療，會加速疾病惡化。

本書作者和田秀樹是正統西醫出身，卻道出許多令人省思的醫療內幕，很值得一般民眾參考。一門學問若要進步，需要有反思的力量，但若掌權者堅持一言堂，壓抑不同意見，甚至容許財團介入，那可能就會產生許多偏差。

誠如作者所言，主流西醫還在演化中，並不算是成熟的醫學。民眾為了自

身健康，必須培養獨立判斷的能力，在眾多訊息當中，挑選出適合自己的知識。尤其在網路發達的現代，如果英文能力夠好，其實就可以看到許多客觀訊息，例如，英文維基百科上對於大部分疾病、療法或營養素，通常都會有正反的論述，並引用出處，行文雖然看似矛盾，但其實是在創造一個客觀平台，讓讀者可以觸及與查證各種訊息，以進一步挖掘眞相。

在美國，可以下診斷和開處方的醫師，除了主流西醫（MD和DO）之外，還有自然醫學醫師（ND）。在網路上和書店裡，也很容易看到正統自然醫學、功能醫學、分子矯正醫學、營養醫學等等不同學科，站在各自的專業立場，對疾病提出不同的診療對策。這就是自由社會該有的運作方式，既然你可以在菜市場自由選擇不同的蔬果肉類，那你也應該可以在不同醫療場所，自由選擇不同醫師，接受不同療法。

在我所執業的美國華盛頓州，由州政府所成立的多家聯合診所，看診時民眾可以自由選擇哪一種醫師，例如西醫師、自然醫學醫師、針灸師（中醫）等等，但如果病患初診時選錯了，醫師之間也會客觀轉介病患去看另一種醫師。

這是很超然的立場，因爲沒有業績壓力，醫師之間不會「搶病患」，更不會「排擠」或「中傷」其他醫師，這在華州看似正常的運作，但在亞洲很多國家，例如日本、台灣，卻是神話般遙不可及。

很多病患將醫師的話奉爲聖旨，不加思索地長期服用降血壓藥、降血糖藥、降膽固醇藥、安眠藥、抗憂鬱藥、胃藥、消炎藥、免疫抑制劑、抗生素、抗組織胺、痛風藥等，而不去思考疾病的來龍去脈，不參考其他醫學的專業解讀，這樣下去，損失最大的是自己的身心健康和生活品質。

每一種醫學各有它的優缺點，對於每一種疾病也有不同見解與專長。我強烈呼籲，重視健康的讀者，應該找尋第二意見（second opinions），若有可能，身處美國和加拿大，可以去給領有美國正統自然醫學醫師執照的專業醫師看診，若在其他國家，則可多閱讀這類醫師所發表的著作或影片，以彌補自己在這方面知識的不足。

希望大家可以享受平等與完善的醫療服務，讓自己處在最佳狀態，無病無痛，健康活到老。共勉之。

前言

壽命延長或生活品質，你選哪一邊？

你是否認爲，身體不舒服時到醫院看醫生、接受治療，是天經地義的事？只要醫學治療介入，人體或多或少有遭受「侵襲」之虞；也就是說，原來的身體狀態會因爲「治療」，而受到某些不良影響。

如果接受外科手術治療，動用手術刀切割、針線縫補，或許大家比較容易理解這算是「侵入性治療」，畢竟這些處置都會造成傷口，但是單純服藥的內科治療，怎麼會和「侵襲」扯上邊呢？

大家有所不知，對身體而言，服藥絕對是一種「侵襲」。藥物治療是透過藥物成分，在人體內引發化學變化，促使身體狀態改變的治療方法。所以，藥物必定對身體產生影響。

你也許認爲，服藥又不會造成傷口；這只是你的肉眼未見到創傷，因此認定內科治療的侵襲程度比較低。那可未必。

內科治療對病患人生造成的影響，或許更爲深遠。這話怎麼說呢？首先，接受內科治療的期間普遍比較長，而且還是在病患對於醫療內容的認知嚴重不足的情況下進行。

大家應該都有感冒看醫生、拿處方藥的經驗，當醫師開藥的時候，會向你仔細說明用藥方式嗎？充其量就只告知「給你開退燒藥」、「這是化痰藥」，三、兩句話交代藥效，對藥物副作用則隻字不提。這就是問題所在。

反正只是感冒，吃幾天藥就可以痊癒，睜隻眼閉隻眼也就過去了，姑且可以不計較。但在治療高血壓、高血糖等生活習慣病時，爲了將檢驗數值控制在「正常範圍」而開出的處方藥物，醫師多數都沒有說明，這就不能不計較了。

外科手術前，醫師會讓病患簽「知情同意書」[1]。簽署之前，得先告知病患

1 譯注：informed consent，一般俗稱「手術同意書」。

和家屬，這次要動什麼樣的手術、手術目的何在、對改善病情有哪些幫助，還得說明術中、術後會有哪些風險，以及死亡率。總之，手術的利弊和相關事項，都得事先全部說明清楚。反觀內科治療，連個「知情同意書」的「知」都談不上。

以高血壓爲例。病患被診斷爲高血壓時，多數醫師會開降血壓藥，服用後常見的副作用，就是血壓一下子降太低所引起的頭昏、眩暈等症狀。然而，幾乎所有的醫師都不向病患說明血壓過度降低的風險，病患若問起，就以「極少數人可能會出現頭昏眼花的現象」含糊帶過，或語帶威脅說：「不服藥會有生命危險，你無所謂嗎？」用高壓手段脅迫病患接受治療。

這樣的治療，你認爲妥當嗎？至少，我是反對的。

每個人都擁有快活過日的權利

我認爲，每個人都擁有「快活過日」的權利。以前述的高血壓爲例，假設有兩種選項，一是爲了降血壓而服用藥物，但得忍受平日頭暈目眩、精神萎靡的渾身不適勉強活到九十歲；另一個選項是放任血壓高、不治療，但依舊精神抖擻、活力充沛的活到八十歲，我認爲後者的日子比前者幸福多了。

會這麼想的原因之一，來自我的親身經驗。說來慚愧，我自己身爲醫師，如果單看檢驗數據的話，目前的健康狀態實在稱不上符合「標準」。

我本身有高血壓，如果不服藥，收縮壓就會超過200mmHg。相信大家一看就知道，這可是不得了的高血壓。

一般來說，如果因高血壓就醫，醫師通常會開處方藥讓病患的收縮壓控制在140mmHg以下。但我有自己的判斷，所以將藥物做了調整，把血壓控制在自認爲的「合理範圍」內，而不是醫學上的「正常範圍」。血壓超過200mmHg，確實會造成健康風險，我的心臟健康檢查就顯示部分心肌已經變得肥厚。這是因爲心臟推動血液循環時阻力過大，爲了加強推動馬力使勁收縮所「鍛練」出的肥厚心肌。如果放任心肌持續增厚下去，便會壓迫到心房的空間，造成心房狹窄，而有心臟衰竭之虞。什麼是心臟衰竭呢？簡單說，就是心臟的幫浦功能變差，出現走路會喘、身體水腫等不適症狀。爲了不讓自己走到這步田地，我得服藥降血壓才行。

不過，可別以爲只要把血壓降到「正常值」就天下太平。因爲當我把血壓降到所謂的「正常值」，就會出現思考和書寫困難等藥物副作用。所以我斟酌自己的狀況，將收縮壓控制在160～170mmHg之間。

我的血糖值也偏高。幾年前健康檢查時明明還正常，誰知二〇一八年的體檢結果，血糖竟高達600mg/dl。雖然高得嚇人，但我仍不打算用藥物把它降到「正常值」110mg/dl，而是以控制在150mg/dl爲目標。

我必須特別聲明，以上數值都是依據個人狀況設定，絕對沒有推薦給任何人的意思。設定在這些數據範圍，純粹因爲對我來說，這是可以如常過日而不至於引發不適症狀、也不至於影響生活品質。

爲了讓日子過得安適自在，我不願囫圇吞下內科醫師的全盤指示，選擇「自己的醫療自己做主」。

只爲了延長壽命而對醫師的處置言聽計從，縱使壽命變長，但身心既不快樂也不健康，大家認爲這樣過日子會幸福嗎？究竟是長命百歲比較重要，還是堅持ＱＯＬ（quality of life，生活品質）比較重要呢？

本書不惜揭露當前的醫療弊病，同時大膽爲「快活過日」的要領提出建言，全書的精神就在於七個字：「**我的醫療我做主**」。

目錄

第二章

再這樣下去，注定一輩子當藥罐子

不可不知的醫療真相(二)

第三章

不可不知的醫療真相(三)

有些醫師缺乏重要常識

第四章

醫療自主這樣做(一)
「不容忍」的好處

第五章

醫療自主這樣做(二)

醫師的評價看候診區就知道

第六章

醫療自主這樣做(三)

護理師、長照管理師都是重要情報站

第一章

不可不知的醫療真相(一)
日本的醫療毫無根據

真的有必要設定體檢「標準值」嗎？

自己的醫療自己做主，而實現「醫療自主」的大前提在於：首先必須明白，當今的醫學並非絕對事實。

大家應該都有在公司、學校、團體等接受團體健康檢查的經驗，每個檢驗項目（例如血液相關的多項生化檢驗）幾乎都有「標準值」，只要檢驗結果超出標準值，負責檢驗的醫療單位會在該項目特別標示醒目紅字，建議當事人前往醫療院所接受診治和衛教指導。除去部分特例，我將目前多數醫療機構的健檢標準值，整理在下一頁（表1）。

健檢有各種檢驗項目，表1列出的是最常用來檢驗「生活習慣病」的幾個大項目，這些也是用以判讀動脈硬化、高血壓、糖尿病等的指標。這幾項檢驗數據一旦「超標」，醫師就會指示患者服用藥物。如果血壓高，便開給降血壓藥，用來預防腦中風或心肌梗塞；如果糖化血色素過高，就會開降血糖藥，以

表1 日本健康檢查標準值

血壓	收縮壓 88～147 mmHg 以下 舒張壓 51～94 mmHg 以下
糖化血色素	4.6～6.2 %
血糖值	110 mg/dl（空腹）
低密度脂蛋白膽固醇	65～139 mg/dl
高密度脂蛋白膽固醇	40～85 mg/dl
中性脂肪	30～149 mg/dl

預防高血糖引發的腎病變或視網膜病變等糖尿病的併發症；倘若膽固醇過高，則開給降膽固醇藥，預防動脈硬化、血管栓塞。

在日本，拜團體健檢普及之賜，民眾得以及早發現身體異常，身爲國民的一分子，真應該感到慶幸。但是且慢，再仔細一想，「血液檢驗」就如同其字義，單純只是採血後分析成分，如實反映採血當時的身體狀態，作用大約相當於例行問診的：「你現在感覺哪裡不舒服？」

假設檢驗結果出現異常數值，詢問本人有無任何不適症狀，幾乎所有的人都會告訴你「我不覺得身體有哪裡怪」，那麼，這個檢驗結果的「異常」，是否表示這個人的健康真的已經處在異常狀態呢？

事實上，健康檢查的「標準值」認定，可說十分馬虎草率。以血壓為例，一九八七年時，血壓的標準值以收縮壓180mmHg以下為安全標準，但之後標準值忽然大幅調降：二〇〇四年是140mmHg以下，二〇〇八年更降到130mmHg；接著，二〇一四年新的「標準值」出爐，以88～147mmHg為「正常」標準。

光是日本國內，血壓標準值在二十年之間就調降了50mmHg，之後又往上回調。試問，自二〇〇八年起，因為血壓高出130mmHg的「標準值」而服藥的人，難道不該生氣質疑：「這些年，我大把大把服用降血壓藥，究竟是為了什麼？」這種忽上忽下、大幅變動的「標準值」到底「標準」何在，能叫人信服嗎？

稍後我還會詳細說明，日本人在第二次世界大戰以後，因為肉類等動物性蛋白質攝取量增加，血管普遍比過去健康。在這樣的背景條件下，調降全民高血壓的標準值是否正確？至少我不以為然。

低密度膽固醇也是如此。如表1所示，日本醫界目前普遍以139mg/dl以下為標準值，但「日本健康檢查學會」二〇一四年公開的標準值並非如此。該學會認定的標準值是男性178mg/dl；女性則按照各年齡層有不同標準：三十至四十四歲是152mg/dl；四十五至六十四歲是183mg/dl；六十五至八十歲是190mg/dl。

在日本國內，不同的醫學會就有不一樣的認定標準，更別說放眼海外，美國早已承認「設定標準值毫無事實根據」，而廢除了低密度膽固醇的上限標準。

連檢驗的「標準值」都莫衷一是，那麼「看檢驗值論斷疾病」，和建立在這個基礎上所做的治療，又有何確切根據可言？

有效醫療的證據何在？

「因爲超出正常標準值而接受治療」的最大問題，就在於「治療是否真能有效改善症狀」。接受治療是要花錢的，花了錢卻無法確定治療是否有效，對普羅大衆來說，當然會造成莫大的心理負擔。不但如此，接受了所謂的「治療」以後，別說是無法維持現狀，還可能引發上述治療藥物的副作用，出現種種身體不適症狀，破壞原本安穩的日子。這樣的治療真的有意義嗎？我認爲，民衆萌生如此疑慮不但理所當然，這也是醫界必須誠實面對的嚴肅問題。

醫學上的治療，應該依循哪一套標準呢？當今的趨勢，是以「實證」來檢驗治療成效的真實性。

多年來，歐美先進國家的醫療奉行「實證醫學」（Evidence Based Medicine，簡稱EBM）的方針。從字面直譯，「實證醫學」就是「有證據的醫學」，它的根據來自大規模臨床調查，治療必須經過重重嚴密的檢視程序，證明確實有效方可為之。歐美先進國家對「實證」的檢驗十分嚴格且縝密。

對生物投予藥物，生化檢驗數據勢必會發生變化。這是因為藥物成分在生物體內引發化學反應，會造成血壓、血糖、膽固醇的數值產生變動。然而，只是操作生化數據，讓數據發生變化，這件事本身是沒有意義的。要說服民眾用藥，得先釐清「服用藥物讓數據下降的用意何在」；難道不是為了確保民眾可以自在過日，並預防將來演變成重大疾病嗎？例如，預防高血壓可避免日後引發腦血管栓塞或爆血管、心肌梗塞；預防高血糖可避免糖尿病帶來各種嚴重的併發症。

既然如此，僅是掌握「用藥可以降低檢驗數據」的實證，並不足以構成服藥的必要性。我們需要足夠的臨床證據證明，在五年、十年後的將來，這些藥物確實能夠預防可能的疾病發生，這就是實證醫學的思路。

歐美先進國家重視實證醫學，將實證醫學的精神貫徹到骨子裡。但是在日本，我們幾乎不做實證醫學所需的大規模臨床調查。這意味著，大家對於目前正在使用的藥物是否真能發揮療效，大有存疑的必要。

纈沙坦事件[1]的教訓

日本曾經發生一則牽涉實證醫學造假的重大醜聞，在社會上鬧得沸沸揚揚。那是二〇一三年爆發的「纈沙坦事件」（Valsartan）。

高血壓治療藥物「纈沙坦」製造商，是總部設於瑞士的諾華製藥

1 譯注：纈沙坦是沙坦類（sartan）降血壓藥，屬於血管收縮素受體拮抗劑（Angiotension II receptor blockers，簡稱ARB），能阻斷血壓升高路徑，達到降血壓作用。根據台灣健保局二〇一七年藥品使用量統計，纈沙坦藥物（含複方）全台一年開出超過三億顆。

（Novartis），該藥品在日本的銷售業務則完全由日本法人諾華製藥集團（Novartis Pharma）負責。當時纈沙坦是諾華製藥旗下所有同類產品的王牌、銷售業績火紅的首選商品。根據海外臨床試驗，對五千名以上受試者投予纈沙坦，大約九成可以達到降低舒張壓到90mmHg的治療目標。更有幾項實證研究顯示，纈沙坦能減少腦血管與心血管疾病。

纈沙坦後來也在日本進行臨床實驗，共有五所大學參與該研究，並由時任京都府立醫科大學教授的松原弘明醫師，對外發表了以下結論：

「和他廠藥相比，雖然降血壓的效果差異不大，但是服用纈沙坦的患者因罹患高血壓而引發腦中風、狹心症等疾病的風險降低一半。」（摘自二〇一三年二月二十八日《朝日新聞》）

這一結論才公開立刻引起質疑：降血壓的效果和其他藥物相當，唯獨產生疾病的風險卻降低，這樣的結果並不合理。松原教授態度強硬，堅持研究結論無誤，還說「纈沙坦對亞洲人，特別是日本人，降低疾病風險的功效強，這與降血壓的成效無關。」

後來，國際權威醫學期刊《刺胳針》（*The Lancet*）刊登了質疑該研究結果的論文，松原教授才出面解釋，說是當初發表的研究數據有誤，但不影響最終結論。儘管如此，學會期刊仍做出不尋常的處置，罕見的撤銷了那篇松原教授已經發表的論文。

接下來，不僅京都府立醫科大學，連東京慈惠會醫科大學也遭人舉報論文涉及不法，內容疑似牽涉到諾華製藥公司前員工。

「纈沙坦事件」暴露出醫療研究單位在無法得到「對日本人有效」的研究數據時，不惜竄改研究數據，而這一舉動嚴重動搖民眾對日本醫療的信賴，成爲重大醜聞。不法操作研究數據的「纈沙坦事件」，其作爲天理難容。如果說我們從這件醫療醜聞中得到任何教訓的話，那就是聽聞某藥物功效了得時，千萬不要輕信。

「纈沙坦事件」的本質之一，在於專業道德淪喪。醫師爲了拿到研究經費，不惜竄改研究數據、發表迎合製藥廠期待的論文，簡直匪夷所思。這件醜聞也點出了，所謂「有效藥」的背後其實缺乏可信度。就連當年被公認是全球最具實證醫學公信力的纈沙坦，都無法在日本人身上得到療效實證。纈沙坦尚且如此，其他的降血壓藥又能獲得多大的實質預防效果，實在令人存疑。

然而，我對這次事件另有看法，可能與社會大衆的觀感截然不同。我認為，單就諾華製藥願意在日本進行大規模臨床研究這點，足以見得這是一家有良心的企業。

話說回來，日本死於狹心症、心肌梗塞等冠狀動脈疾病的人數，遠遠不及美國，這是為什麼呢？很多人對此提出不同見解，我認為是飲食生活的差異使然。不知是否因為這原因，許多製藥公司對於要不要在日本進行如同美國等地所做的大規模研究調查時，都會多所猶疑。即便如此，諾華藥廠仍毅然決定在日本執行纈沙坦的大規模臨床研究。相較於其他藥物都只便宜行事、選擇性擷取迎合當地需求的研究數據，強行推銷療效，我認為諾華藥廠大手筆執行臨床研究這點，值得大家讚許。

從結果來說，在日本「具有實證醫學背書」的藥物，充其量只能說是「有國外的實證醫學佐證」罷了。然而，無論國外的實證醫學證明如何有效，如果藥物對日本人無效，那就不具意義，遑論從動物實驗獲得的「有效數據」，根本不值一顧。

所以，你能確定自己目前正在服用的藥物，不是在「吃心酸的」嗎？

日本醫界的用藥根本沒憑沒據

在日本，以日本人爲對象進行大規模臨床調查、獲得實證醫學佐證的藥物，幾乎付之闕如。

無論有沒有得到實證醫學佐證，「健康保險組合」[2]仍會支付給醫療機關大筆醫療費用，根本不在乎這麼做是否真的能達到應有的治療目的。

2 譯注：日本的醫療保險制度採「互助組合」，爲自主管理與政府管理並行的混合管理模式，受厚生大臣以及各都道府縣知事監督。互助組合最早是以企業爲單位，由厚生大臣批准；國民健康保險組合原則上按地區成立，一個地區可以成立一到多個組合，組合本身具有法人資格，由所在都道府縣知事批准。

例如，降血壓藥只要能把血壓降下來，就可以請領醫療給付。說得極端一點，病患只要有高血壓的「數值」，而這藥物可以把「數值」降下來，健康保險組合就會認可這筆醫療費用的給付。至於服用降血壓藥是否真能達到醫療目的，也就是具有預防冠心病與腦中風等重大疾病的效果，並不會特別探究。這樣的「治療」真的符合醫療的本意嗎？當然，厚生勞動省[3]並非都不做事，也會撤銷不具療效或副作用多的藥物保險給付許可。

二十世紀的醫藥界出現所謂「腦部代謝賦活劑」[4]，用來治療腦梗塞或腦出血等後遺症。Avan, Ellen, Hextol, Alnert, Celeport這五種藥物都屬於「腦部代謝賦活劑」，臨床上普遍用於治療老年失智症。

不過，在一九九六年，厚生省指示這幾家販售腦部代謝賦活劑的藥廠進行臨床實驗，並與安慰劑（placebo）[5]做對照，以確認療效。結果由於無法證明這些藥物有確實療效，而遭到中央藥事審議會（亦即現在的藥事・食品衛生審議會）取消保險給付許可。由此可知，政府主管當局對於藥效的驗證也並非毫無作爲。但是不可諱言的，厚生勞動省不僅調查規模有限，也無法真正落實可靠的大規模調查，是當前的實態。

關於取消藥品的保險給付許可，日本還存在更惡質的現實。處方藥的保險給付價格（也就是藥價），是以製藥廠的報價或類似的藥品價格為基礎，由厚生勞動大臣拍板訂定。由於藥價還關係到藥品供應商、藥局和醫療機關之間的交涉，基本上製藥廠無法擅自決定。而藥價年年調降已經是普遍趨勢，萬一降到太低，製藥廠商便無利可圖。為此苦惱的藥廠，甚至索性誇大自家藥品的副作用，或是以無法確定功效為由，申請註銷該藥品的保險給付許可。

言歸正傳，日本醫界未能「取得在日本國內進行大規模測試數據的實證，

3　譯注：相當於台灣的衛生福利部加上勞動部。

4　譯注：在台灣通稱「腦循環代謝改善劑」。

5　譯注：「安慰劑」空具藥物形體，本身不具任何治療作用，可以對藥物不當依賴的人發揮替代和安慰作用，讓其在不知情狀況下當做藥物使用，仍可得到精神上的安慰效果。也用於對照實驗，給實驗組使用實驗藥物，對照組使用安慰劑，用以比對實驗藥物的真實療效。

來進行臨床治療」，是我們所處的現狀，而這就是問題所在。

我們需要的不是國外的臨床實證，而是日本本土的臨床研究數據，「纈沙坦事件」間接指出這個事實。當然，日本也不乏志向遠大的醫師。我的同學、現任京都大學醫學院教授的古川壽亮醫師即倡導「實證精神病學」（Evidence Based Psychiatry），擴大蒐集精神科相關用藥的臨床實證。

還有推動實證醫學不遺餘力、出版過多本著作的名鄉直樹醫師，在二〇〇八年的大作《別意外，對治療感到猶豫的你才是對的》（治療をためらうあなたは案外正しい）中倡議，病患應該接受具有實證醫學根據的治療。我對他的論述深感佩服，至今記憶深刻。遺憾的是，該書引用的數據幾乎都取自國外資料，這些國家無論人民體質或飲食習慣都與日本不同，數據資料不能直接套用在日本人身上。關於這點，相信名鄉醫師應該也能認同。二〇一五年，名鄉醫師又出版新作《藥物治病純屬無稽》（薬で治るというウソ）。

綜合多方觀察，筆者認爲現今日本醫療界的「實證」不值得信賴。倘若他國的實證數據直接移植到日本人身上沒問題，那麼國外的藥品引進日本時，爲何還要先進行本土的臨床實驗呢？既然他國都已證實藥品安全無虞，應該就可以直接在日本銷售才是。主管當局要求進行藥物臨床實驗，就表示厚生勞動省認同日本人與外國人存在體質差異的事實。那麼，我們又怎能單憑國外的實證數據，來決定日本人的治療用藥？而這卻是如今醫療界的現狀。

當心醫學這門僞科學

你認爲醫學算是「科學」嗎？

「這還用說？你這是什麼問題？醫學當然是科學。」我好像已經聽到大家在嘟囔。

但是，且慢！水的化學式、地球的重力加速度，至今雖然未曾改變，醫學常識卻三天兩頭反覆變化，大家奉行不渝的醫學真理不出幾年就被全盤推翻，這樣還算是「科學」嗎？如果這樣也算「科學」，那麼醫學的證據力還真是薄弱得可憐，只能勉強說是「尚在發展中的科學」吧？

以血糖值和血壓值爲例。前面提到，我的收縮壓200mmHg、血糖值600mg/dl，若再不調降血壓、血糖，恐怕就要倒大楣。於是我服用藥物，將它們控制在血壓160mmHg、血糖150mg/dl，這個數值是讓我既不會因爲血壓、血糖過高而感到身體不適，也不至於因爲藥物副作用破壞生活品質的「最大公約數」。在這樣的藥物控制下，我每天神清氣爽，覺得如此過日子還真是不錯。

或許有人認爲，你明明身爲醫師，卻開口閉口都是「感覺」、大談個人的主觀感受，這種缺乏客觀邏輯的論調，未免和專業太不搭。但大家有所不知，其實這才是醫學的真相。我處處講個人的主觀感受，說穿了就是因爲醫師自己也不曉得正確答案。反過來說，我自己選擇的醫療方針也有可能是錯的，因爲目前並沒有所謂「適當血糖值」的實證數據。

有的人不理會自己的高血壓，一輩子也沒腦中風；相反的，有的人體檢結果一向良好，卻突然因腦中風倒下。同樣的，有人放任自己的高血糖不管，始終沒有任何症狀發生。其中的玄機何在，現今醫學還理不出頭緒。

「因爲不明白真相，所以只能姑且相信」，如果用這樣的心態相信醫學，豈不是和盲目信仰宗教沒兩樣？

近藤誠醫師因出版《病患哪，別與癌鬥》（患者よ、がんと闘うな）而聲名大噪，他曾根據國外的醫療文獻提出「治療癌症無用論」。如果要用三言兩語交代他的主張，大致可以這樣說：

腫瘤可粗略分為兩大類，一類是不會致命的「假性癌」，一類是會要人命的「真性癌」。為了去除「假性癌」而動刀切除、施以化學藥物治療，只會破壞患者的生活品質；而如果是「真性癌」，無論採取任何治療都無力回天，所以患者大可不必認真治療癌症。

聳動的論調一出，立刻引發醫界全力反彈，群起攻擊近藤醫師。我也認爲近藤醫師的主張過於極端，但他的思考論證其實不乏道理。近藤醫師激進的論調被同業撻伐，暴露出日本醫界不敢面對實證醫學的真相——醫界並不進行實證醫學必要的大規模臨床研究和比較測試。

近藤醫師依循自己的論證，將一百五十位罹癌患者的證詞整理成書，出版了《癌症擱置療法：一百五十位患者的真實見證》（がん擱置療法のすすめ：患者150人の証言）。書中滿載患者的現身說法，證實了即使不治療癌症，仍能如常過日。對此，日本外科醫學會提出反駁，其根據竟然是「有人因爲聽信近藤醫師的論調，不願接受癌症治療而加速死亡」。請問這是科學的態度嗎？

倘若真要談論科學，至少應該將癌症患者區分爲治療組和對照組，比較兩組的生存率，或是進行類似的臨床驗證才妥當。究竟誰的主張正確，就由科學驗證的結果來決勝負。

雖然專科醫師當中，不乏正面迎擊近藤醫師的人，甚至提出反駁和論述，但是包括大學醫院的教授在內，反近藤派的多數人也只能用「見樹不見林」來抨擊近藤的主張。醫界位高權重的泰斗，手下有的是人才，也掌握充裕的研究經費，只要他們願意，主持臨床實驗並非難事，但就是沒有人去做。這是因爲，若臨床實驗的結果證實了近藤醫師的主張正確，現行的大多數治療依據將被徹底推翻，這豈不是天下大亂？

事實擺在眼前，我必須非常遺憾的說，至少在日本，醫學並非科學，醫師也不是科學家。一般認爲領導醫界的醫學院教授，必定是從術德兼備的醫師當中遴選出來的醫界菁英，也是衆人期待的、堅持走實證醫學路線的好醫師。然而，實際掌握教授遴選主導權之一的教授會，卻嫌惡這種事事講求真憑實據的同儕。原因很簡單，教授會的教授也是人，自己不做臨床調查研究，當然對主張做實證研究的同儕感到不悅。所以我認爲，整體而言，教授會的成員在情感上更偏好單憑個人主觀直覺治病的醫師，也傾向支持這樣的醫師做爲自己的同道中人。

醫師的「直覺」如果是建立在豐富的專業經驗値之上，那倒也罷，就怕那些一路靠動物實驗升等、缺乏臨床經驗的三流教授，他們的「直覺」就只是單純的直覺，跟專業完全無關。我當然深知醫師的個人經驗値對醫術而言意義重大，尤其是我所在的精神科領域更是如此。在這個領域中，懂得善用實證醫學，將臨床累積的經驗應用於諮商方針及藥物處方，而在治療上奏功、終成精神科名醫者所在多有。

說到底，正如同稍早所言，醫療好似宗教，想以何者爲依歸，聽憑個人決定。然而，令我大惑不解的是，選擇信仰戴著科學假面具的醫學，甘願成爲其信徒，究竟有什麼好處？

話說回來，要接受哪一套醫療主張、選擇哪一位醫師的治療，終歸都是患者「自己的抉擇」。

日本人深信不疑的兩大醫療謊言

日本人執迷於自己對醫學的幻想，其一是相信「看醫生，得健康」，只要勤看醫生就可以保你延年益壽；其二是認爲，日本的國民健保使得醫療大爲普及，民衆在醫療照顧下都得以松鶴長青。不過，我認爲這些只是假象。

讓我爲大家介紹幾則醫療神話。神話之一是，抗生素是日本成功防治結核病的大功臣。

根據厚生勞動省的《人口動態統計年報》，日本在一九四〇年代，結核病一直高居死亡原因首位。如今長年盤據國民死亡原因榜首的惡性新生物（也就是癌症），在當年還排不上前五名，而腸胃炎仍排名死亡原因的前幾名。直到一九五一年，結核病終於讓位給腦血管疾病，成為死亡原因第二名，死亡人數也從一九四七年的十四萬六千兩百四十一人，降到一九五一年的九萬三千三百零七人，大幅減少約四成。到了一九五三至一九五六年，結核病又從第四名降到第五名，一九五七年之後掉出前五名。一般認為結核病防治有成，該歸功於一九四四年美國開發的抗生素鏈黴素（Streptomycin）。

鏈黴素確實有其作用，結核病患者在鏈黴素治療下，病情可獲得明顯改善。但鏈黴素再神奇，也只是治好結核病患者的藥物，而並非事前防止感染的預防藥。

二次世界大戰結束以後，日本的結核病罹患人數立刻年年減少。根據厚生勞動省發表的二〇一六年結核病發生率，為每十萬人口有十三．九人，回顧二戰期間的一九四三年，則高達每十萬人口有兩百三十五人。儘管如此，日本仍被稱為「結核大國」，努力防治到今天，才終於減少到接近其他先進國家的個位數發生率。

日本的結核病患人數為何減少？有人相信這是推行卡介苗（BCG）預防接

種有成的緣故。想必不少人小時候都曾接種過傳說中的卡介苗「印章式注射」[6]，但是，日本卡介苗強制接種制度化，是在一九五一年《結核預防法》修正之後，此時的結核病死亡人數已經大幅驟減（見前述）。何況疫苗接種後的有效預防期限，也只有十至十五年左右，如果說卡介苗預防接種是撲滅結核病的大功臣，那麼在有效預防期限過後，結核病應該會再次大流行才對。

倘若防治有成的關鍵不是鏈黴素，也不是卡介苗，那究竟是什麼因素讓結核病不再猖獗呢？我認爲是國民營養條件普遍改善的緣故。

二次世界大戰結束以後，美國的脫脂奶粉隨同「ＬＡＲＡ[7]物資」，以及聯合國兒童基金會（ＵＮＩＣＥＦ）的援助品一起進入日本家庭，使得日本國民的蛋白質攝取量大增。我推論，這可能給了人民足夠的體力和免疫力對抗結核病。再者，早在鏈黴素問世以前，歐洲死於結核病的人口就已經減少，這也可以做爲「改善營養條件能有效防治結核病」此一論述的有力資料。

但是，大家卻無視於營養條件改善，而把功勞歸給鏈黴素與卡介苗的醫學成就。

蛋白質才是腦中風死亡率降低的主因

第二則醫療謊言，是有關於秋田縣的腦中風死亡率爲何降低。

一九五一到一九八〇年的三十年間，腦血管疾病一直高居日本國民死亡原因第一位。這裡所指的腦血管疾病，就是大家熟悉的腦中風。

其中，秋田縣的腦中風死亡率爲全日本最高。一九五〇年代，秋田縣的腦血管疾病死亡率爲每十萬人就有兩百多人。日本全國同期的腦血管疾病死亡率，平均爲每十萬人約一百二十至一百五十人左右。和全國平均值相比，秋田縣死於腦中風的民眾多了五成左右。於是，秋田縣當局開始推行「預防腦中風

6 譯注：以日本特有的接種器注射卡介苗，接種器外型有如印章，內有九根針，在手臂上用力壓蓋兩次，留下十八個小紅點，如今已停用。

7 譯注：Licensed Agencies for Relief in Asia，即「亞洲救援公認團體」的簡稱，由美國的基督徒與在美日人組成。

特別對策工作」，展開全縣飲食減鹽大作戰，同時指導縣民定期量血壓，必要時給予降血壓藥，進而控制高血壓。漸漸的，秋田縣的腦中風死亡率下降，進入平成年[8]以後，終於弭平了與全國平均死亡率的差距。

這個成果讓很多人深信，飲食減鹽與藥物控制有效降低了血壓的數值，減少腦中風死亡率。對此，我抱持懷疑態度。

我認為秋田縣防治腦中風死亡有成，仍然是營養條件改善的功勞。一九五〇年代，收縮壓在160mmHg上下的患者，因腦出血倒下者眾多。但是如今不一樣了。同樣都是日本人，六十年前後出現如此差異的原因何在？我認為是因為蛋白質攝取量的增加。

米鄉秋田縣不僅以米飯為主食，又喜歡食用烤米棒（kiritanpo）[9]這類米製點心，營養幾乎都來自碳水化合物。加上為方便保存生鮮蔬果，喜愛醃漬物，搭配米飯的各種醬菜就成為日常三餐的要角。我推測，當地的蛋白質攝取量比其他縣略顯不足。蛋白質裡面有一種叫做「離胺酸」的胺基酸，具有強化血管的作用。蛋白質攝取不足，血管變得脆弱，血管壁千瘡百孔，腦中風的危險性自然大幅升高。

科技進步使得物流效率提升，現在秋田縣也能輕鬆攝取到動物性蛋白質。我相信是因爲營養條件改善，使得當地死於腦血管疾病的人數減少。

有些疾病要以食療取代藥物

說到營養的重要性，讓大文豪森鷗外灰頭土臉的「腳氣爭論」，就是典型的案例。

文名盛極的森鷗外，其實是東京帝國大學醫學院的醫師，自德國深造歸國以後，當上陸軍軍醫，後來官拜軍醫總監，成爲陸軍醫官的最高指揮者。

森鷗外擔任軍醫期間，日俄戰爭打得如火如荼，腳氣病也在軍中肆虐。當

8 譯注：平成元年爲一九八九年。

9 譯注：秋田縣特有的鄉土料理，以前到山上工作的人，爲預防隨身的米飯餿掉，會先用木棒將米飯打成條狀，再烤成焦香的米飯棒，成爲方便攜帶的乾糧。

時的人不明白罹患腳氣病的原因，師承德國醫學的森鷗外，深受當時德國的細菌學說影響，認爲這是一種細菌引起的傳染病。另一方面，留學英國的海軍軍醫總監高木兼寬，觀察到採取西式飲食的士兵鮮少罹患腳氣病，認爲腳氣病是因缺乏營養素而引起的疾病。因此他把原本以白米飯爲主食的海軍伙食，改爲摻入大麥的米麥飯，以便攝取多元的維生素，又引進食材多樣化的咖哩，增添伙食的營養。從此罹患腳氣病的海軍銳減，這也成爲日本「海軍咖哩」的由來。

森鷗外因爲誤判腳氣病爲傳染病，始終堅持不調整軍隊伙食，造成日本陸軍大量枉死於腳氣病。這段慘痛的歷史教訓，說明了營養對健康可能造成可觀的影響。

日本人相信藥物可以保佑自己長命百歲，我認爲這絕非事實。日本成爲長壽國，乃是拜二次世界大戰結束以來的飲食生活改變、營養條件大幅改善之賜。關於營養的問題，留待第三章繼續談。

爲什麼只有日本人的罹癌率持續攀升？

儘管生活條件顯著改善，日本死於癌症的人數卻不斷攀升。

根據厚生勞動省發表的「從死因排序看死亡人數暨死亡率之歷年變化」，一九八〇年大約十六．二萬人死於惡性新生物（癌症），二〇一六年約爲三七．二萬人，足足成長兩倍有餘。反觀歐美國家死於癌症的人數，卻以每年五％逐漸遞減。這是爲什麼呢？

對此，專家提出不同解釋，我則認同「過度體檢」是原因之一。

從某種角度來說，癌症其實也是一種自然生理現象。我過去服務的浴風會醫院（位於東京都杉並區），每年解剖上百具大體，由此得知年過八十五歲的人，毫無例外的，身上都有惡性腫瘤。可以想見，爲年邁的老先生老太太進行癌症篩檢，檢出機率必定偏高，這些老年人死後，死因當然被歸咎於癌症。

問題不只是癌症的檢出率而已。任何人一旦被醫師宣告罹癌，都難免心慌不安，求助手術、化學治療等手段。接受這些治療會帶來什麼後果呢？手術後，總得臥床休息幾天，無法好好活動，老人家衰退的肌力恢復緩慢，就算是原本體力充沛、喜歡到處走的人，術後也可能臥床不起。又如果是接受化學治療，噁心嘔吐的副作用影響食慾，渾身虛弱無力，當然就無法出外散步。因肢體缺乏活動，更加速肌力衰退而只能纏綿病榻者，所在多有，更別說有些化療藥物的副作用會嚴重破壞生活品質。

稍早曾談到，癌症可以視爲生物體的老化現象之一。如今爲了「治療」這一老化現象，患者被迫犧牲生活品質；也爲了檢出這一老化現象，對年長者進行癌症篩檢。如果說這不是「過度體檢」，那怎樣才算「過度體檢」呢？

國外也不乏「過度體檢」無端惹事的實際案例。這個例子發生在韓國。根據環境省「放射線影響健康之相關基礎資料統整」（平成二十八年度版），韓國自一九九九年起推行甲狀腺癌篩檢補助，從此甲狀腺癌的罹患率便大幅攀升（參照表2）。

一九九三年，韓國的甲狀腺癌罹患人數，每十萬人口還不到十人；但是到

表2　韓國甲狀腺癌調查
每十萬人口罹患人數與死亡人數歷年變化

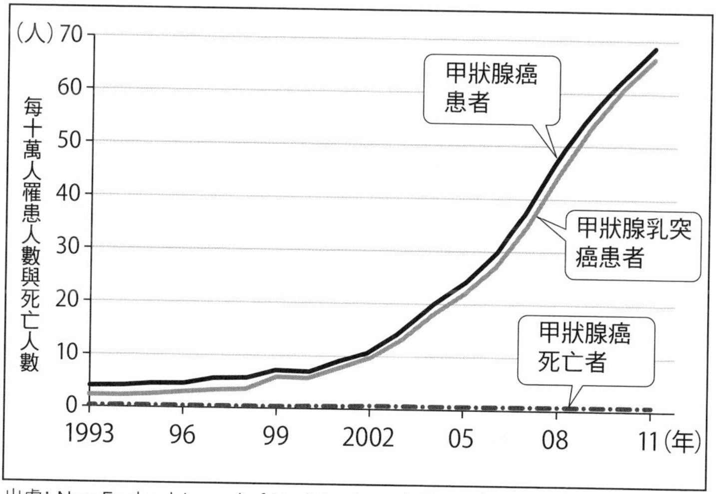

出處：New England Journal of Medicine;korea's Thyroid-Cancer "Epidemic" -Screening and Overdiagnosis。

了二〇一一年已經逼近七十人，十八年間足足成長了六至七倍。甲狀腺乳突癌也是如此。耐人尋味的是，這期間，死於甲狀腺癌的人數竟始終維持不變。雖然罹癌人數增多，死亡人數卻未見增加；也就是說，儘管政府大費周章推動甲狀腺癌篩檢，但是「找出罹癌者」這件事，在醫療防治上卻毫無意義。同樣的現象也見於美國。

如果只是在醫療防治上

毫無意義那就罷了，更大的傷害在於，因爲被檢出癌症而使得生活雞犬不寧，這樣的巨大損失要找誰討公道呢？檢出甲狀腺癌後勢必接受治療，而控制的主要手段就是切除甲狀腺。但是甲狀腺一經切除，就必須終生服用甲狀腺荷爾蒙，逼得病患時時都得惦記服藥這件事。切除甲狀腺的副作用，還包括喉返神經麻痺引發聲音沙啞、副甲狀腺機能低下導致手腳發麻等惱人症狀。

爲了找出致死率低的甲狀腺癌而接受篩檢，檢出以後又做了不必要的甲狀腺切除，反而把生活品質毀於一旦，這根本就是本末倒置！

癌症篩檢會大幅降低生活品質

容我再次強調，我認爲日本出現這麼多癌症的原因，就是民眾做了太多不必要的健康檢查。

找藝人代言乳癌健檢，或是每當知名人士因爲癌症殞命，就趕緊藉機「衛教」癌症多麼可怕，這些作爲十之八九都讓我感到過火了。

我之所以主張「癌症篩檢沒有多大意義」的原因，在於癌症檢出的時機。雖然大家都知道癌症要「早期發現」，治療效果才會好，然而，肉眼不可見的微小癌細胞是無法檢出的。即便動用ＰＥＴ－ＣＴ（正子電腦斷層掃瞄）如此精密的儀器，也只能發現〇．五公分以上的惡性腫瘤。然而接受這項檢查必須支付至少十萬日幣的檢驗費用，能負擔如此高額檢查費的人恐怕不多。至於一般的癌症篩檢，若非惡性腫瘤長到一公分以上是無法發現的，而這仍然被現在的醫療認定為「早期發現」。

惡性腫瘤成長到一公分大小，要多久時間呢？以乳癌為例，專門研究機構認為，大約費時七到八年左右。該如何看待這一事實？我認為，如果某個腫瘤在七年當中逐漸長大，並不屬於會轉移的類型的話，到了第八年突然轉移的機率非常低。如果不轉移，那麼放置數年不去動它，也不至於危害健康，大可以等到出現症狀之後再治療也不遲。

相反的，部分惡性腫瘤在長到一公分的七到八年之間，癌細胞可能早就悄悄進行轉移，正侵蝕身體的某些部位。一些人慶幸自己在「超早期」發現癌症，以為做了萬全的治療，卻還是在數年後發生癌細胞轉移，這類病例多數屬於生長速度快、惡性程度高的腫瘤。與其要病患忍受生不如死的痛苦治療，卻還是空留遺憾，我認為不採取積極治療，而改以緩和安寧照護，讓病患安適度過人生最後時光，也是可以考慮的選項。

既然癌細胞無論是未轉移或是已轉移，不積極治療都是比較好的選擇，那麼癌症篩檢也就幾乎沒有意義了。

「應該切除的腫瘤」與「不該切除的腫瘤」

前述近藤醫師的理論，將癌症分為不會致命的「假性癌」和要人命的「真性癌」，我認為這不失為妥當的觀點。不會轉移、也不會致人於死的癌症，與人體共存即可。當患者因為其他原因亡故，只要不解剖大體，根本沒人知道死者身上有惡性腫瘤。事實上，我在浴風會醫院就見到許多這樣的解剖案例。

抨擊近藤醫師的人幾乎口徑一致的指責，死於近藤醫師手中的病患皆因為

「未接受手術、化療等治療，導致癌細胞轉移而死亡」。然而，癌症真的是只要治療就會痊癒的疾病嗎？即便動用外科手術、化學治療，癌細胞卻仍然轉移的病例不計其數。如果罹患的是「真性癌」，治療往往也是徒勞。

當然，有些狀況非治療不可。例如，食道腫瘤已經堵塞吞嚥通道，那就得接受放射線等治療，把腫瘤縮小，以便患者可以享用自己喜愛的食物。又比方說，腫瘤壓迫到神經引發疼痛，就應該考慮用手術等方法去除疼痛的源頭，好讓患者可以輕鬆過日。

此外，腫瘤大到影響外觀，讓病患遭受異樣眼光，或儘管是腦部良性腫瘤，但已經壓迫到神經等，因爲腫瘤位置不佳，對日常生活造成困擾時，手術治療也是不得不然的選擇。

我重視的是如何維持良好的生活品質。如果疾病已經破壞生活品質，那還是治療爲好，但這並不表示所有的腫瘤都必須切除爲快。然而現階段的醫療準則卻是只要型態狀似癌細胞，就一律手術切除，即便是良性腫瘤也不放過。明知外科手術會加諸身體物理性的負擔、化學治療會加諸身體化學性的痛苦，爲什麼還要病患接受這樣的治療？或許是因為大家都太懼怕癌症了。

我想告訴大家的是，癌症固然可怕，切莫對它懷有過多不必要的恐懼，因為它就如同失智症。有些人深信失智症患者會做出危害他人的行為，身為精神科醫師，我診治過非常多失智症患者，可以向大家拍胸脯保證，其實九成的失智症病患都很安分。會出現偏激妄想、漫無目的徘徊、玩排泄物等問題行為的患者大約只有一成，其餘九成則是為自己的健忘而逐漸意志消沉。所以，對於失智症患者或本身罹患失智症的人，其實都不必過於害怕。

癌症何嘗不是如此？我認為九成的癌症不會大肆作惡，只要在病情發展到破壞生活品質時，再採取必要的去除手段就好。

癌症病患為何「食在痛苦」？

日本罹癌人口居高不下的原因之一，我推斷和「營養不良」以及「精神壓力」造成的免疫功能低下有關。

日本參照歐美的健康標準值，以心臟內科醫師爲首，推動降低膽固醇、減少肉類攝取的健康飲食宣導。然而，日後的種種醫學研究卻證實，膽固醇高的人比較不容易罹患重病。

芬蘭赫爾辛基大學對血液中膽固醇高出「標準值」的高脂血症患者，進行了一項追蹤調查。研究人員將高脂血症患者分爲兩組：一組接受醫療改善輔導，一組完全不加以任何人爲干預措施。結果竟然是不做任何改變組的心肌梗塞發病率和死亡率都低於接受醫療輔導組。

不但如此，還有一篇發表於一九八一年某醫學期刊的報告指出，追蹤八千名定居夏威夷的日裔男性發現，血液中膽固醇愈低的人，罹癌的死亡率愈高。

此外，精神壓力大也會導致體內免疫功能降低。年長者在家中難免有種種不如意，這些壓力也可能是誘發癌症的原因之一。

近藤醫師對癌症治療採取批判立場，我雖然無法完全支持他的所有觀點，但認同他的論述不無道理。手術、化學治療等醫療手段都會阻礙患者攝取營養，乃至縮短病患的健康壽命。

以胃癌爲例。手術切除胃部以後，一般都無法正常進食，造成病患極度消瘦。雖然目前的醫學普遍以瘦爲健康，事實卻不是如此。請讓我在這裡解開這個天大誤會。

要判定一個人是否肥胖，目前以ＢＭＩ（身體質量指數）爲計算標準。ＢＭＩ值是根據以下公式計算得出：

ＢＭＩ＝體重（公斤）÷身高（公尺）÷身高（公尺）

比方說，體重六〇公斤、身高一七五公分的人，算式爲60÷1.75÷1.75＝19.6，所以此人的ＢＭＩ值就是19.6。

根據日本肥胖學會公布的判斷標準，ＢＭＩ值不滿18.5屬於體重過輕，18.5以上、不滿25.0爲標準體重，25.0以上就算是體重過重。

然而卻有研究數據顯示，ＢＭＩ值認定爲肥胖者反而比較長壽。厚生勞動省與東北大學以居住在宮城縣內、年過四十歲的五萬人爲對象，進行大規模調查，發現體重略爲過重的人（ＢＭＩ25以上、不滿30），相較於體重過輕的人

（BMI不滿18.5），男性多活七歲，女性多活六歲。

話題再回到胃癌。切除胃部以後，飲食多少受到限制，無法隨心所欲吃喝。很多人以飲食爲生活樂趣，胃部切除後無法想吃就吃，剝奪了生活至樂，可能因此損害心理健康。

化學治療則是對身心損傷極大的治療手段。以抗癌劑爲首的化學治療，一言以蔽之，完全是爲殲滅癌細胞而存在。但是藥劑一旦進入人體，好壞細胞通殺。現在的「小分子標靶藥物」，號稱只瞄準癌細胞發動攻擊，但仍然無法做到零副作用。目前的化療依舊採取「以毒攻毒」的策略，務求斬草除根，但是「殺敵一千，自損八百」，就好像是討厭害蟲，因此噴灑人類自己也無法消受的殺蟲劑。雖然市面上已經開發出能夠強力殺蟲、但不傷植物的殺蟲藥，用以對付植物病蟲害，可是用來治療人類的抗癌劑還是無法做到能不傷人體的功效，仍會造成病患相當大的身體負擔。

基於以上種種考量，從整體來看，很遺憾的，現階段的癌症治療無助於降低死亡率。我不得不認爲，這些醫療處置只是徒然破壞生活品質。

日本人多糖尿病，也是拜健檢之賜

根據國際糖尿病聯盟在二〇一一年發表的統計數據，日本的糖尿病患口高達一千零七十萬人，排名世界第六名。

日本人多糖尿病的原因，和體質、飲食習慣都有關係，但是我還要補充一項，就如同日本人多癌症一樣，這也是拜健檢泛濫製造病患之賜。

糖尿病的確診十分偏重數據。查閱《科學之糖尿病診療指南二〇一三年版》（日本糖尿病學會），確診糖尿病雖然必須滿足多重條件，不過大致上是以「空腹血糖值 126mg/dl 以上、糖化血色素六．五％以上」爲確診標準。嚴謹的認定，應至少重複檢驗兩次以上，若只符合單一條件，則必須啓動臨床檢驗流程，但基本上仍以生化檢驗數據爲判定依歸。

在健檢頻繁的國家，以檢驗數據爲疾病的判定基準，早已被國民視爲理所當然。日本則因爲有強制接受健檢的明文規定，檢出糖尿病的機會就多了。

人只要上了年紀，血糖就會逐漸升高。我認爲這是身體爲滿足每天快活過日所做的必要調整，可以視爲身體的「適應現象」。人體的動脈會隨著年歲增長而老化（硬化），腦部的血流供應也因爲動脈硬化而減少，導致供應腦部的能量不足，而出現焦躁不安、倦怠乏力等症狀。身體爲了防止狀況進一步惡化，於是加大血液中的葡萄糖供應，這本是十分合理的生理調節。反過來說，這時候如果硬要降低血糖，當然會引發身體各種不適症狀。

我在醫學院畢業後，曾服務於東京大學附設醫院等醫療機構，之後就在前面所提到、位於東京都杉並區的浴風會擔任精神科醫師。這是一所老人專門醫院，設有內科、精神科、骨科、復健科等，全面提供各種高齡醫療照顧。浴風會的附屬設施還包括老人養護之家、特殊老人養護之家等，說是「附屬設施」，但其實浴風會最早就是從養老機構起家，逐步發展成今日的規模。在這裡服務的，全是積極從事老人醫療的醫師、護理師、看護師等專業人員。

我任職於浴風會醫院時，副院長板垣晃之是高齡糖尿病專科醫師，他所領導的醫療團隊也傾注於血糖控制研究。以下便是我當年在浴風會醫療現場的部分見聞。

對高齡的糖尿病患投予降血糖藥物，將血糖控制在「正常數値」，可能導致病患在黎明時分出現低血糖症狀，因而失禁或表現出類似失智的症狀。罪魁禍首正是治療糖尿病引發的低血糖。

低血糖其實比高血糖更可怕，急性低血糖一旦發作，病患意識模糊、全身痙攣乃至陷入昏睡狀態，甚至可能就此一命嗚呼。本來是爲了長命才接受血糖控制，卻反而快快招來死神。如此可怕的「治療後果」，民衆必須正視。

糖化血色素落在六．五％以上、七．五％左右的族群，醫學上視爲「一隻腳已經步入糖尿病的範圍」，卻有大規模調查統計顯示，他們才是存活率最高的一群人。關於這項醫學調查，第二章還會進一步說明。

高血糖並不會造成阿茲海默症

高血糖普遍被認爲是導致阿茲海默症的風險因子之一。由九州大學主導，以福岡縣久山町居民爲對象的研究調查結果（二〇一四年發表），佐證了「糖尿病是引發阿茲海默症的危險因子」這一說法。該調查顯示，和葡萄糖耐量正常的樣本群相比，糖尿病患罹患阿茲海默症的相對危險性高達二．一倍。

但這個研究結果和浴風會的結論完全相反。儘管兩者的生活時代背景有些許差距，不過根據浴風會在一九八〇年代，對入住該院附屬老人養護之家的高齡患者所做的調查（發表於一九九二年），糖尿病患者罹患阿茲海默症的機率相對偏低。該調查數據顯示，未罹患糖尿病的病患，阿茲海默症發病率爲二七．九%，而糖尿病患的阿茲海默症發病率卻只有八．八%，兩者相差三倍之多。這和久山町的調查結果正好相反。

浴風會醫院的調查對象共計二百六十七人，死後接受大體解剖，確認有無罹患阿茲海默症。久山町也對調查對象進行了大體解剖。

對於如此南轅北轍的研究結果，該做何解釋？

浴風會進行研究調查時，對高齡糖尿病患不做積極治療。既不用胰島素，也不給其他藥物，就連三餐飲食也和所有入住者一視同仁，並不爲糖尿病患準備特別膳食。

我合理推斷，久山町的研究對象（也就是糖尿病患），恐怕都接受了糖尿病相關治療。畢竟以今日的「醫療標準」，沒有放任糖尿病不治療的道理。也就是說，該研究動用了人爲操作，把高齡病患的血糖值降下來。

前面說明，血糖值高的人能夠把更多腦部需求的葡萄糖運送到大腦，供應腦部能量運作。就如同浴風會的解剖結果所見，達到預防阿茲海默症、老年失智症的作用。

同理可推知，久山町以降血糖來治療糖尿病，患者一天當中會有數小時處於有害健康的低血糖狀態，這是造成阿茲海默症罹患率升高的原因。

我的解讀是，如今的糖尿病治療已經製造出一連串惡性循環：先是透過團體健檢發現糖尿病，再使用降血糖藥物控制血糖，然後便衍生出阿茲海默症。

接受治療反而提高死亡風險

日本有幾位公開主張「團體健檢無用論」的有識之士，其中一位就是近藤誠醫師。

近藤醫師在著作《健康檢查做不得》（やってはいけない健康診断）書中，講述了在芬蘭進行的一項對照實驗。該實驗的受試者（以日本的健檢標準來說）都是應該接受治療的病患。實驗人員將受試者分為「治療組」與「非治療組」，十五年後比較兩組的存活率。

受試者是從四十至五十歲的上班族當中，選出一千兩百名符合以下任一條件者。符合這七項條件中的任一項，都表示此人可能正處在心血管疾病的風險。

收縮壓 160～200mmHg

舒張壓 95～115mmHg

總膽固醇270mg/dl以上

中性脂肪150mg/dl以上

超出標準體重一二○%以上

一天抽十根菸以上

葡萄糖耐量測試，一小時血糖值162mg/dl以上

以上條件幾乎都是日本健檢的常見項目，只要符合其中一項，就等同「贏得」參與該實驗的入場券。受試者分成兩組，一組照舊過著一直以來的生活，不加以任何限制，爲「放任組」；另一組則有醫療人員積極給予各種醫療建議和輔導，爲「醫療介入組」。兩組人數相同。

實驗進行五年後，「醫療介入組」每四個月接受一次實驗人員的訪談，並且在醫療專業的生活指導下，服用高血脂或高血壓處方藥物。

實驗進行的十五年之間，死亡統計結果究竟如何呢？

「放任組」的死亡人數總計四十六人，「醫療介入組」則是六十七人，後者

表3　區分「醫療介入組」與「放任組」的生活習慣病調查

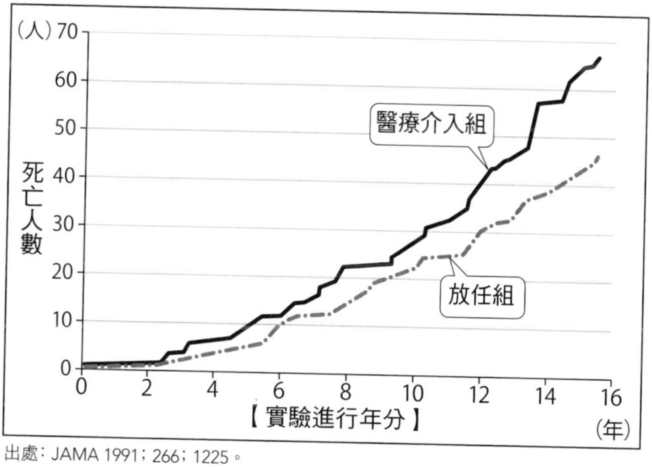

出處：JAMA 1991；266；1225。

的死亡率顯然比較高（請參照表3）。而且根據原論文所述，雖然「醫療介入組」罹患冠狀動脈性心臟病的風險低於「放任組」，但若把定期服藥的管理繁雜、服藥引起的副作用等都納入成本考量，再加上死亡風險升高，該組受試者所付出的種種努力可說並不划算。

該篇論文最後做了如此結論：「生活習慣病的預防必須從多重因素著手，這已是無庸置疑的事實，然而針對預防心血管疾病所採取的方法，以及不同方法之間的交互作用，仍有待進一步研究。」實在令人扼腕。

我認爲，將這個實驗結果對照日本的醫療現況，可以證明健檢的缺乏意義，也暴露出民衆無法自主選擇醫療的可怕。

日本醫界輕視臨床經驗

日本的過度體檢問題已經浮上檯面，顯見日本的醫療弊端叢生。不僅如此，現今的醫療制度也存在重大偏頗，那就是輕視臨床經驗而偏重研究。

不可否認的，醫學研究的成果是開創新型治療方法、催生難症治療藥物的前哨。我完全理解醫學研究的重要性；但別忘了，當前的醫療現實是：終日埋首研究的醫師，把持了實際診療病患的臨床現場，並且決定治療方針。

以失智症治療爲例。日本爲失智症的治療推動「失智症支援醫師」制度，所謂「失智症支援醫師」，不僅必須具備治療失智症的專業知識，還要熟悉相關行政作業，以便提供患者適切的治療與照護，在失智症的醫療照護體系扮演樞紐的角色。「失智症支援醫師」也是指導同業的「種子醫師」，他們要爲社區家庭醫師規劃研修課程，或擔任課程講師、諮詢對象。取得「失智症支援醫師」認證，無論是治療或指導失智症患者，都可以申請較高的醫療保險支付點數。

我認同這一制度能夠強化臨床第一線醫師對失智症治療的專業度，建立有效支援患者的醫療環境，然而，實務問題也隨之而來。想要成爲「失智症支援醫師」，必須先參加「國立長壽醫療研究中心」舉辦的研習會，取得資格認證才行。這就是問題所在了。

該研習會的講師以平日從事腦科學研究者爲主，科學知識想必十分出色，實際從事失智症治療的臨床經驗則相對貧乏。主事當局如要培育第一線的中堅醫師，就應該延攬失智症看診經驗豐富的臨床醫師爲教學講師，才更切合實際需求。但我所知的失智症治療名醫，無一受邀進入該研習會講師群，也未被授予資格。

日本醫界「輕臨床，重研究」的風氣由此可見。

醫界與相撲界同樣都欠缺管理

日本醫界的弊病當然不只如此。日本醫界向來管理不足，診療方針有如多頭馬車。

一般民衆或許以為醫師都出身醫學院，所以病患到全國各家醫院都能享有相同的醫療設備、受到同樣的醫療照顧。不過這全屬民衆的一廂情願。

以癌症治療為例。全世界普遍奉NCCN（美國國家癌症資訊網）、NIH（美國國家衛生研究院）、NCI（美國國家癌症研究所）等具公信力的單位所發表的治療指南為範本，訂定全國性的標準治療。

請容我插個題外話。美國通常以成本最低廉、追蹤調查結果顯示死亡率最低的治療為「標準治療」。採取「標準治療」能享有「以量制價」的折扣之利，又可望再次壓低成本。美國醫療制度的運作依賴民間保險公司甚多，如不採用「標準治療」，保險公司有可能拒絕支付醫療費。

日本就不一樣了。所謂「標準治療」的內容缺乏嚴格條件，原因就在於各大學醫學院的醫局[10]講座制太過威權，每一所醫局都有自己的「治療流派」，當中又以我所屬的精神科專科爲最。直到美國精神醫學會出版的DSM（《精神疾病診斷與統計手冊》〈*The Diagnostic and Statistical Manual of Mental Disorders*〉的簡稱）普及之前，日本的精神科診斷結果，會隨著醫院所屬的大學醫學院派系而不同。

我認爲，「缺乏管理」正是日本醫界最棘手的問題。

日本醫界的樣態，宛如日本的相撲界。不久前的橫綱日馬富士施暴醜聞[11]，我認爲這只是暴露出日本相撲界最高管理機關「日本相撲協會」未能善盡管理

10 譯注：醫局存在日本各大學醫學院，只要是該醫學院畢業生都隸屬該醫局。醫局以大學的附設醫院爲地盤，地位最高的是教授，而外科地位又高於其他科。醫局設有醫局長，管理科內所有行政、醫療以及實驗事務，通常是由教授及副教授以下的局內第三把交椅出任。每個醫局都擁有自己的派系醫院。

督導之責的冰山一角。

相撲力士所屬的「相撲部屋」[12]是以「親方」[13]爲最高領導人的獨立組織。因此相撲協會對各部屋的指導與監督力有未逮，部屋文化道德淪喪、風紀敗壞者所在多有，最終便發生了橫綱日馬富士的暴力醜聞。事實上，在這裡之前還有二〇〇七年的「時津風部屋弟子暴力殺人事件」、「八百長問題」等。而早在一九二八年起廣播電台轉播相撲比賽的時代，就曾檢討過相撲界的管理不善。某專家在當時便指出，相撲界封閉的保守風氣，導致力士無法轉籍到其他相撲部屋，而成爲一大問題。筆者聞之不禁驚訝不已，因爲這簡直就和日本醫界如出一轍！

現今日本的醫界環境，制度上雖然比過去多少有些許放寬，但醫師仍然完全隸屬於出身大學的醫局。因此只要和所屬醫局的教授意見相左或是不合，想要到其他醫學院所屬的派系醫院服務，都會困難重重。當然，如果能夠取得彼此關係交好的教授首肯，在其授意之下轉到其他醫局服務，自然另當別論。萬一是和老東家不歡而散，新東家也會顧忌老東家的臉色，讓轉換職場變得窒礙難行。也就是說，身爲區區一介醫師，面對在醫局握有絕對權力的教授，只能卑顏屈膝，唯命是從。

不但如此，醫局裡固守師徒制的絕對服從關係，使得教授在大學醫院的地位可比擁兵自重的諸侯[14]，拒絕與他科橫向交流的地盤意識，徒然製造更多醫療問題。

11　譯注：二〇一七年十月底，蒙古出身的橫綱日馬富士，在一場聚會中，酒過三巡後出手教訓態度不夠恭謹的晚輩貴乃岩，導致貴乃岩頭骨骨折重傷。一個月後，日馬富士在輿論的譴責聲浪中正式宣布引退，希望就此息事寧人。但貴乃岩所屬部屋親方貴乃花不滿日本相撲協會的處理態度，數度槓上日本相撲協會，最後不惜解散自己的部屋，並從此退出相撲界，引發社會及業界重大震撼，媒體甚至形容爲「一代宗師引退，一個時代就此終結」。

12　譯注：培訓相撲力士的機構。

13　譯注：相撲部屋的核心人物，負責經營管理決策，多由退役的相撲力士擔任。

14　譯注：在日本的醫院裡，各科別擁有極大的自主權，科的領導人是教授。不同於台灣，日本各科只能有一名教授，幾名副教授、講師和助手，其下是一般的主治醫師、住院醫師。

週末無法找其他科別會診?!

這會衍生出什麼樣的醫療問題呢？以下是我罹患肝癌的親人住院時的親身遭遇，正好可以解釋我所謂的「問題」何在。

當時親人入住號稱肝癌內科治療權威的某大學附設醫院，某個星期六，親人忽然呼吸窘迫，病情急轉直下。他的肝癌主治醫師懷疑是肺炎，投予抗生素治療，可是狀況未見改善。我根據自己診治許多末期高齡者的經驗，研判這時給予類固醇或許更爲有效，但唯恐出言干預醫療，逾越了病患家屬的分際，因此建議主治醫師會診胸腔內科。沒想到他竟回答我「辦不到」，而且理由讓我十分錯愕：「今天是星期六，無法找其他科會診。」

以病患當時的狀況，肝癌病情尚可讓他苟延殘喘一些時日，肺炎卻可能在幾小時之內奪命。我極力想說服這位主治醫師，但他不爲所動，我的親人果真就在當天過世。

大多數醫院——特別是大學附屬醫院——都缺乏統籌管理。原本應該統理醫院上下的院長，也只是徒具虛名，實權掌握在各科的老大——也就是教授——手上，各科獨立作業，各自爲政，缺乏協調的功能。

民眾把自己絕無僅有的寶貴性命與健康，完全交給這樣的醫療制度，命運凶險可期。自己的生命必須靠自己守護，醫療自主的意識有多麼重要，從這個悲劇便可得知。

第二章

不可不知的醫療真相㈡

再這樣下去，注定一輩子當藥罐子

大學醫院是積存陳舊療法的倉庫

期待得到無微不至的醫療照顧，乃是人之常情，大學附設醫院背負著民眾對理想醫療的期許，大家都以爲能夠在這裡獲得最先進、完善的治療。

然而事與願違，醫學院的教授對於曾爲他們打下如今江山、累積臨床績效的陳舊療法往往無法忘情。美國國立衛生研究院（HIN）爲糖尿病進行的臨床研究計畫ACCORD（Action to Control Cardiovascular Risk in Diabete，控制糖尿病患者心血管疾病風險行動）中途緊急喊「卡」，就是一例。這件事情的經過大致如下。

誠如大家所知，糖尿病是一種生活習慣病，症狀惡化將導致心肌梗塞的風險升高，並且引發失明，以及因血液循環障礙造成下肢壞疽（組織腐爛）等五花八門的症狀。而確診是否罹患糖尿病的指標，正是本書一再提及的血糖值與糖化血色素值。

二〇〇一年啓動的ACCORD實驗，對象鎖定有心血管疾病宿疾的患者，以及發病高風險群，總計一萬人，進行心血管疾病的相關臨床實驗。實驗目的之一，是釐清「能否藉由控制糖化血色素於正常值，而能有效抑制心血管疾病的發病」。

實驗分爲「加強治療組」與「普通治療組」。前者接受治療，將糖化血色素控制在六%以下，後者則將糖化血色素控制在稍微高出「標準值」的七至七．九%。附帶說明，日本一般標準值訂在四．六至六．二%（參照第一章表1）。

那麼，讀者認爲ACCORD實驗的結果會是如何呢？一般認爲血糖值低比較健康，想當然耳，「加強治療組」的實驗結果應該優於「普通治療組」。主持實驗的HIN最初也是如此預期，然而事實卻出乎意料。

實驗中途分析數據結果發現，相對於標準值比較寬鬆的「普通治療組」有二百零三人死亡，「加強治療組」的死亡人數竟多達二百五十七人。隸屬HIN的美國國立心肺血液研究所認爲，二百五十七人已經達到該組受試者的二〇%，偏高的死亡率讓他們不得不緊急中止ACCORD裡的糖化血色素分組實驗，且將該實驗所有受試者轉到「普通治療組」。也就是說，控制嚴格（過低）的糖化血色素反而容易招致死亡，這一結果在全球糖尿病相關治療醫師之間引發關注。

那麼，日本的糖尿病治療標準又是如何呢？根據日本糖尿病學會公布的《糖尿病治療指南》，糖化血色素六．五％即定義為糖尿病。換句話說，日本糖尿病學會完全無視ACCORD實驗所證實的結果。

當然，也有醫師質疑ACCORD實驗結果是否可信，我們不妨再看看國際權威醫學期刊《刺胳針》刊載的論文。

英國卡迪夫大學（Cardiff University）教授克萊格．卡利（Craig Currie）為檢驗ACCORD實驗的可信度，蒐集多達五萬名五十歲以上、正在接受治療的第二型糖尿病患資料，進行數據的「回溯研究」（retrospective study）[15]。所謂「回溯研究」，是分析比對具備某特定要因的既有集體數據資料。研究結果發現，死亡風險最低的，是糖化血色素七．五％左右的患者，而死亡率最高的，則是六．四％上下，以及一〇．五％上下的患者。

由此可知，糖化血色素若超過一〇%，死亡風險升高，然而，一般認為應該低於六．五%的「正常值」，其實和高血糖的患者同樣預後不佳。

卡利博士的研究結果正式發表於二〇一〇年，日本最新版的《糖尿病治療指南》卻未能反映以上的研究事實。

如此背離實證醫學的治療指南，究竟是誰在主導它的治療標準？當然就是大學醫院裡握有實權的醫學院教授們。

做研究，是為了製造更多藥罐子？

糖化血色素的例子反映出「處方藥物使用過度，導致平均壽命縮短」的醫療現象。降血糖藥物造成低血糖，可能引發病患困乏無力，甚至讓老人家陷入

15 譯注：流行病學用來探索病因的方法。研究人員從現有資料中，找到以前的暴露經驗，與目前疾病發生情形做對照探討。因為暴露和發病狀況都在研究開始之前發生，所以相對經濟而且省時。

失智狀態，這些藥物副作用都會破壞生活品質。

既然如此，爲何還是堅持如此使用藥物呢？我認爲約束醫師、決定治療方針的學會難辭其咎。學會可能是爲了投製藥廠商所好，也可能是爲了賺錢，不惜鼓勵醫界多多對病患使用藥物。

我行醫以來，堅守高齡醫療崗位超過三十年，自認爲有資格這樣說：以振興日本高齡醫療爲宗旨的日本老年醫學會，別說是爲高齡者的健康著想了，我甚至質疑它其實是爲了讓老人家變成「藥罐子」而從事研究。最近幾年，該學會仍堅持主張「高齡者務必長期持續用藥」就是明證。我合理推定，就連日本老年人一直以來過度用藥的這筆帳，也要算在該學會頭上。

基本上，對於日本老年醫學會現今所提倡的投藥標準，我都抱持懷疑態度。

爲老人設立的「認證設施」數量多寡與壽命不成正比

日本老年醫學會爲了培育老年醫學專門醫師，普遍設立認證設施。成立認證設施的基本宗旨，在於「對罹患多重疾病的年長者進行全方位治療」、「對年長者常見的病態，特別是老年症候群的主要症狀（吞嚥障礙、跌倒、譫妄、失智、排尿障礙、纏綿病榻、褥瘡等）加以適當處置，致力於改善年長者的生活品質」。認證設施的設立，是爲了養成能勝任以上醫療照護需求的醫師。附帶一提，二〇一八年，東京都內以東京大學醫學院附設醫院爲首的認證設施，就有四十二所。

想必認證設施愈多的地區，老人家也愈健康、長壽才是，然而結果卻很諷刺。

根據厚生勞動省平成二十七年（二〇一五年）的國民平均壽命統計，長野縣是全日本女性最長壽、男性第二長壽的行政區。自從進入二〇一〇年以來，長野縣就是日本數一數二的長壽縣，但全縣的日本老年醫學會認證設施卻只有四所。

東京都人口大約是一三七〇萬人，長野縣則約二〇六萬人。以人口比例計算，東京都大約每三十三萬人分配一所認證設施，長野縣則大約每五十二萬人分配一所。換算下來，長野縣只享有東京都六三%的認證設施服務。儘管如此，此地的居民仍實現了世人渴望長壽的心願。再看女性平均壽命排名第三的島根縣（人口約六十八萬），全縣也只有一所認證設施。反觀東京都民的平均壽命，男性排名全國第十一、女性排名第十五。日本老年醫學會認證設施多、認證醫師人數多的地區，居民平均壽命卻不見增長，這足以當做該學會「功能不彰」的證據之一吧！

日本老年醫學會的問題還不只如此。認證設施多的行政區，就連老年人的醫療費用也偏高。根據平成二十八年（二〇一六年）的「後期高齡者醫療事業狀況報告」顯示，長野縣的後期高齡者[16]，平均每人醫療費用為八一九九九一日圓，全國平均則是九三四五四七日圓，所以長野縣不僅是長壽縣，年長者還為國家節省不少醫療費用支出。

再看看日本老年醫學會認證設施多的都道府縣，狀況又是如何呢？京都府的人口只比長野縣多出五十萬人左右，還擁有九所認證設施，後期高齡者的平均每人醫療費用支出為一〇〇八二七九日圓；大阪府人口約八百八十萬，認證設施卻多達二十四所，平均每人醫療費用支出爲一〇六〇六八九日圓；而醫療花費最高的福岡縣，平均每一位後期高齡者的醫療支出爲一一六九三九五日圓，且五百一十萬人口就有十六所認證設施。以人口比例而言，上述全都是認證設施多出長野縣的行政區。

以上統計數據讓人不能不懷疑，身爲日本老人醫療權威的老年醫學會，對於年長者的長壽非但沒有貢獻，相反的，還一手建構了耗用成本的醫療體制。

大學附設醫院是藥廠的試藥機關

和日本老年醫學會相比，日本大學附設醫院的所作所爲也不遑多讓，難免叫人質疑他們是否收受好處，而甘願受其擺布，淪爲製藥廠商的試藥機關兼宣傳機關。曾經盛極一時的「代謝症候群健檢」就是典型實例。

16 譯注：指七十五歲以上年長者。

二〇〇八年啓動的代謝症候群健檢，以四十歲到七十四歲的國民被保險人與受其撫養親屬爲對象，進行的健康檢查，目標是「篩檢出代謝症候群罹患者，以及減少可能罹患的危險群」。該健檢首先測量腹圍[17]，凡是男性大於八十五公分、女性大於九十公分，或是ＢＭＩ值25以上者，要進一步詢問血糖、血脂肪、血壓狀況和抽菸史，只要具備兩項以上危險因子即列爲輔導對象，以解除代謝症候群的威脅。

或許是厚生勞動省的大力推動奏效，「代謝症候群」一詞從此人盡皆知，部分民眾也因爲被篩檢出罹患代謝症候群，下定決心減肥，成爲保健契機。這應該可以視爲提升全民健康意識的成果。但是前面也談到，體型微胖的人其實更長壽。

那麼，厚生勞動省最初推動代謝症候群健檢的目的，算是達成了吧？我可不這麼認爲。厚生勞動省原本是想藉由推動代謝症候群健檢，達到預防高血壓、高血脂、高血糖等生活習慣病的效果，並且預估可藉此省下醫療費用二兆日圓的支出，結果卻令人大失所望。二〇〇七年，日本全國醫療支出是三十四兆一三六〇億日圓，八年後的二〇一五年，已經上升到四十二兆三六四四億日圓。厚生勞動省或許會主張，如果未曾推動代謝症候群健檢，醫療支出可能更為龐大，但是這樣的辯解之詞，在「醫療支出八年間增加超過八兆日圓」的事實面前，也顯得無力。附帶說明，二〇〇〇年到二〇〇七年，七年間全日本醫療支出大約增加四兆日圓。

別的不說，既然傾全國之力防治代謝症候群，想必民眾都能成功達到減重目標才是，但事實並不盡然。根據「特定健康診察・特定保健指導之實施狀況數據」，二〇〇八年度積極輔導對象大約是二一五・五萬人，二〇一五年度達到二三三・七萬人，輔導人數增加了十八萬人左右；但同期間的代謝症候群人數，卻從二八七・四萬人成長到三九〇・六萬人。由以上成績來看，國家是否還有必要耗費民脂民膏，鼓勵這類健康檢查呢？

17 譯注：針對代謝症候群，日本測量腹圍而非腰圍，腹圍是以肚臍為準，水平環繞腹部一圈的尺寸。從CT影像分析，女性皮下脂肪多，即使內臟脂肪面積相等，女性腹圍也會多出男性五公分，因此訂定了男性腹圍大於八十五公分、女性大於九十公分的認定標準。

除了政策成效不彰，這當中還牽涉到利益輸送弊端。提倡「代謝症候群」這一概念的日本肥胖學會理事長松澤佑次醫師，本身也是日本動脈硬化學會理事長，二〇〇〇年任職大阪大學教授期間發表了論文〈內臟脂肪症候群的概念確立與其分子結構解析〉。正如同其論文標題，他是將「內臟脂肪症候群」（即代謝症候群）定義為「治療對象」的第一人，也是日本代謝症候群健檢的催生者。

根據《讀賣新聞》（二〇〇八年三月三十日）報導，松澤醫師在大阪大學醫學院的講座，二〇〇二至二〇〇四年間就收受了製藥廠商三億一百五十萬日圓。不只松澤醫師的老東家受益，連同制定「代謝症候群健檢診療指導」的八位大學教授和其講座，也各收受大約四千九百萬到二億七千一十萬日圓不等的獻金。真相一經媒體披露，全日本為之譁然。

代謝症候群只是一例，讓我們窺見日本醫界如何揣摩製藥廠商的「上意」，推出協助其賣藥的醫療方針，然後透過迂迴手段收受獻金，或是接受如今已不如過去常見的廠商豪華招待。情勢演變至此，醫界與廠商為了擴張各自的利益，很可能刻意誘導民衆，讓民衆持續使用不必要的藥物。試問，將自己的健康交給這樣的醫療，真的可以安心嗎？

日本的癌症治療落後五十年

前面說到日本醫界向來僵化守舊，對於近數十年來始終高居日本國民死因第一位的癌症，我們的醫療同樣應變遲緩。我認爲這是大學附設醫院和學會等業界權威的怠慢所導致。

說到日本的癌症治療，不外乎傳統的外科手術、化學治療、放射線治療。處置方法雖然會因腫瘤發生部位而不同，大致而言，初期發現多半先予以切除；腫瘤如果已經大到無法切除，則採用化療或放療縮小以後，再進行切除。萬一發生癌細胞轉移，便考慮用化學治療延長性命。日本的癌症治療大概不出以上模式，然而這樣的治療早已過時，落後醫療先進國家三十年，甚至有人批評落後半個世紀。

我對這樣的評論頗有同感。癌細胞每天都在人體內發生，它原本就是人體自己的細胞，是因爲發生異常變化而產生。即使是健康的人體，每天也會有數千乃至數萬顆細胞發生異變。但不必恐慌，人體自有偵測異常細胞並加以清除的功能，執行這些功能的正是免疫細胞。

免疫細胞的種類應有盡有。例如NK細胞（natural killer cell，自然殺手細胞）經常在人體內四處巡邏，一發現異常分子，立刻發動攻擊，是克盡職守的免疫大將。其他像是殺手T細胞、B細胞等，都是負責殲滅體內不正常異物的免疫細胞。這些免疫細胞共同形成的作用，便統稱爲「免疫機能」。

治病關鍵在於免疫機能

根據權威科學期刊《自然》（*Nature*）發表的研究論文，將近三分之二的癌症發生原因，在於人體維持生命所必要的細胞分裂過程（也就是DNA複製過程）發生錯誤。DNA複製過程經常可能發生失誤，所以癌化的機率與細胞分裂次數正相關。也就是說，隨著人體高齡化，細胞分裂次數多，發生異常分裂細胞的風險也隨之升高，而人體的免疫機能又是隨著年事愈高而降低，讓個體暴露在更大的罹癌風險中。

這時，免疫機能就成爲防癌的關鍵。想要預防高齡引發的DNA複製錯誤，以現階段的醫學技術礙難實現，我們只能從整體考量，由提升自身的免疫機能著手，藉此預防異常細胞癌化；萬一癌化，也可望免疫機能足以抑制惡性腫瘤快速成長或轉移，達到防止病情惡化的作用。

可是當今的日本，研究人體免疫機能的醫師可說是「稀有品種」。像順天堂大學特任教授奧村康那樣，始終堅持癌症免疫治療研究的醫師有如鳳毛麟角。這也使得「免疫替代療法」[18]在媒體似是而非的曲解下，被醜化爲醫療騙術。在日本，「免疫」一詞只要牽扯到癌症治療，就透出陣陣可疑的氣息。

18 譯注：傳統的癌症治療，無論是外科手術、化療、放療，都是以外力去除腫瘤細胞，免疫療法則是利用人體內在的免疫系統去攻擊腫瘤細胞。相對於傳統的癌症治療，新型的免疫療法則被稱爲「替代療法」。

另一方面，只是提高免疫機能，即便能夠在一定程度上防止癌症發生、變大或轉移，也無法完全清除癌細胞。但如果結合放射線治療，那就另當別論了。

透過放射線照射癌細胞，改變癌細胞的分子結構、阻止照射部位的癌細胞繼續增殖，免疫系統也比較容易殲滅癌細胞。放射線治療的優點，對人體造成侵襲的程度相較之下較低。不像手術必須切開身體，腹腔鏡必須在身體打洞，放射線只是照射患部，身體甚至不會感到發熱。

然而，放射線治療研究在日本也無甚進展。大學醫學院的教授會，通常就只有一名放射科醫師，外科教授卻往往多達十人左右。日本醫學院的體制，讓以揮舞手術刀為第一選擇的教授專橫跋扈，放射線治療研究成為末流。這難道不是因為外科醫師忌憚免疫研究進步會減少罹癌病患，而侵襲性低的放射線治療一旦普及，又會威脅到自己飯碗的考量嗎？

在這裡姑且做一個極端的狀況假設：倘若美國成功開發了一款不傷人體的治癌特效藥，日本的外科醫師會做何反應呢？只怕會緊咬該特效藥在臨床實驗中的些微誤差而開始大作文章，強調該藥如何危險，反對引進日本。

多年前，近藤醫師提倡對乳癌採取「乳房保留治療」，也遭遇到同樣狀況。讀者當中或許有人不了解何謂「乳房保留治療」，我必須特別在這裡聲明，近藤醫師並非主張對乳癌完全放任不作爲，而是針對日本傳統的乳癌手術提出異議。在日本，只要乳癌病灶稍微大一點，醫師就會採取乳房全摘除手術「以絕後患」。但是近藤醫師在《文藝春秋》引用美國的醫學文獻指出，乳癌在發展到一定期別之前，採用乳房全切除的治療方式，與只切除病灶加上放射線治療的局部治療方式，五年存活率是一樣的。此舉卻引發日本醫界群起撻伐，硬是將近藤醫師逐出日本臨床醫療最前線。

近藤醫師曾邀請持反對意見的醫師與他公開討論，卻無人願意出面應戰。這些醫師在二十年後的今天，恐怕還是堂而皇之、繼續大揮其外科手術刀。但在近藤醫師提出「乳房保留治療」的十五年後，當初遭到訕笑駁斥的療法，已經成爲日本的乳癌標準治療。

胃潰瘍治療何嘗不是如此？一九七九年，通稱「Ｈ２抗組織胺」的「組織胺Ｈ２受體拮抗劑」（histamine H2-receptor antagonists）問世後，將原本歸屬外科治療的胃潰瘍，轉變成爲單純服藥即可的內科治療。當時日本消化器外科群起反彈的力道，同樣非同小可。

外科醫師的工作就是拿刀動手術，這些動刀的外科醫師卻在日本醫界呼風喚雨，握有絕對權威。他們如果真心爲病患的權益著想，那會是全民之福，但是細數往例，不得不令人懷疑他們的「義憤」，其實只是爲了自己的面子與自尊罷了。

漠視心理照顧的日本醫療

那麼，一般人平常該如何提升自己的免疫機能呢？請恕我開出這看似不著邊際的處方，那就是「天天開心」。一個人如果笑口常開，免疫機能自然可以保持在良好狀態。根據大阪癌症中心發表的研究結果，癌症患者在觀賞喜劇時，體內殺手細胞會提升三倍之多，而其問卷調查統計也顯示，患者在緊張、憂鬱、疲勞等六種項目的主觀感受上，都獲得改善。換句話說，對生病的人而言，心理層面的照顧意義重大。但現今的日本醫界並不重視病患的心理需求，專門照顧心理的精神科領域也遭到邊緣化，不被醫界當成一回事。

「精神神經免疫學」（psychoneuroimmunology）這門精神醫學，在全球備受矚目。這是一九七五年美國羅徹斯特大學（University of Rochester）一群醫師，所開創的一門學科，以自律神經系統、內分泌系統、免疫系統等所有與「心理」有關的人體生理爲研究對象。

美國心理學者、正向心理學提倡人、曾任美國心理學會主席的馬丁·塞利格曼（Martin Seligman）博士，他在著作《學習樂觀·樂觀學習》（*Learned Optimism: How to Change Your Mind and Your Life*）中，談到一則澳洲的研究實驗。

該實驗人員對二十六名鰥夫（妻子因爲意外事故或疾病死亡），在喪偶之後的一週和六週分別採血，分析他們體內的免疫機能變化。結果發現，當這些男子心情落入低潮期間，T細胞便無法正常增殖，免疫機能明顯低下。

塞利格曼博士也在書中談到憂鬱症與免疫機能的關係。根據研究機構對三十七位女性進行的追蹤調查，發現她們在人生的重大變動期間，免疫機能全數下降，而在極度憂鬱狀態下，免疫機能更是不堪一擊。

人體的免疫機能不僅關乎罹癌機率，也是擊退細菌、病毒等的重要防護力。健全的免疫力可以保護我們安享愉快生活。免疫機能受情緒影響非常大，但是當今的日本醫療卻輕忽病患心理層面的照顧，這絕對是不容等閒的問題。

醫師也需要注意病患的心理問題

日本的現代醫學對心理層面的照顧非常粗糙，這點可從日本八十二所醫學院院長是由精神科醫師出任者屈指可數的情形，便能夠窺出端倪。

醫學院長都是由各校醫學院教授投票選出，最有可能出線者，皆是備受重視的領域裡孚眾望的教授。從「精神科教授鮮少能夠當選醫學院長」的事實可知，精神科的重要性被低估。在日本，精神醫學領域的研究遲遲沒有進展，而研究內容乏善可陳，又讓精神科更加上不了檯面，落入惡性循環。

另一方面，精神科本身也難辭其咎。那些獲選爲精神科教授的人物，幾乎都是生物精神醫學（biological psychiatry）、藥物學、腦科學專家。他們在診間當然也聽病患傾訴，但畢竟本科並非諮商或精神醫療專業。事實上，放眼目前日本各大學醫學院的精神科主任教授，像我這樣出身諮商或精神醫療本科者，一個也沒有。其後果就是，在臨床治療上應對患者的水準不足。

大學的精神科醫學教育也面臨同樣弊病。教授的本科如果是精神生理學（psychophysiology），授課內容當然會偏重自己的本科。

舉例來說，談到「感覺統合失調症」，就說是多巴胺分泌過剩；一說到「憂鬱症」，就說是血清素分泌不足。課堂內容圍繞著數字理論打轉，又或是熱衷講授藥物治療，卻對「創傷」這類現代精神醫學關注的問題幾乎避而不談。在唯一觸及心理層面的精神科課堂上，學生接受的是這樣的養成教育，將來走入臨床治療，自然主張「數字很重要」，而不懂得真正面對病患活生生的心理情境和治療需求。

精神科的授課內容如果能在諮商與精神治療多下工夫，想必精神科可在各方面發揮更大的實質功效，並提升臨床診療的品質，加惠病患。

同時，其他科醫師在醫學院的專業養成時代，倘若接受過良好的精神醫學教育，會讓他們日後面對病患時，更懂得同理病患，知道如何說話可以巧妙而有效的激勵病患，或是警覺到哪些症狀表現可能是憂鬱症的前期徵兆，並協助轉介專科醫師。總之，醫護人員對病患心理層面的照顧，將更優於現在的粗淺無知。

來自醫師的心理支持與鼓舞，能爲病患帶來好心情，提升病患的免疫力，創造「數字治療」所無法企及的「身心健康狀態」。

遺憾的是，如今懂得關照病患心理感受的醫師已經不多了。奉勸大家如果要看病，就該找這樣的醫師。

第三章

不可不知的醫療真相(三)

有些醫師缺乏重要常識

健康檢查眞的有意義嗎？

直到一九五〇年代爲止，現代醫學基本上都是採取「對症療法」。病患頭痛就給止痛藥抑制疼痛，腹痛就給止瀉藥或通便劑，針對症狀，予以緩和症狀的處置，是爲「對症療法」。

走過對症療法的時代，一九六〇年代以後，醫學發展的風向開始轉變，「預防醫學」逐漸抬頭。

什麼是「預防醫學」？一言以蔽之，就是「長生的醫學」。例如，事先做好預防，避免民衆罹患心肌梗塞或腦梗塞；早期發現，早期治療「癌症」，盡快動手術，以便控制病情不惡化，這些都是預防醫學的工作。事實上，治療高血壓、高膽固醇也屬於預防醫學的一環。即便高血壓、高膽固醇尙未引發不適症狀，卻有罹患腦中風的危險，所以仍然要給予藥物控制。但是在日本，預防疾病的用藥是不能請領保險給付的，所以才給了「高血壓症」、「高膽固醇症」的病名，方便開給處方藥物。

乍聽之下，「防範疾病於未然」似乎是件好事，然而為了防範疾病，醫界採取鼓勵民眾接受集體健檢與癌症篩檢等身體健康檢查。

關於接受健康檢查的弊病，如同第一章的說明，癌症篩檢除了增加更多罹癌病患以外，可說毫無意義。在發現「假性癌」之後，病患接受手術切除或化學治療，會破壞原本平靜安穩的生活，百害而無一利；萬一發現的是快速惡化的「真性癌」，其實早在發現之前，病情就已經發展到無可挽回的地步；若是進展緩慢的癌症，那麼等到出現症狀才動手治療也不遲。

再說，透過健檢發現數值異常，也未必可以達到預期中疾病防治的功效。即便動用醫療手段，將數值控制在「健康」的標準範圍之內，卻有不少人開始出現不適症狀，生活毫無品質可言。

《勞動安全衛生法》中對業主和其雇員，明訂有接受健康檢查的義務。雖然部分歐美先進國家對乳癌、子宮頸癌的篩檢率高，但是像日本如此嚴格強制健檢的國家，在全世界實屬罕見，因此出現對集體健檢政策公開表示無法苟同的醫師。任職於東京大學醫學院附設醫院放射科的中川恵一副教授就主張「不做非必要健檢」的立場。

如果問我，現在的醫學到底有幾分真實性？我認爲把大家普遍信以爲真的醫學常識都當成胡說八道也不爲過。從這個角度看，誤信「預防」一詞的美好，而對「預防醫學」心存幻想，實在不可取。

我主張對醫學常識應該抱持懷疑態度，是有充分理由的。

日常飲食比服藥更重要

集體健檢的結果是以數字呈現。乍看之下，用數字管理健康，真是再科學不過，所以當健檢數字出現異常，民衆自然會抱持非治療不可的強迫觀念。經過治療以後，數字來到正常範圍，就會令人備感安心。

爲了改善不健康的數字，有些醫師除了開處方藥之外，也會勸導病患多運動、修正飲食習慣等，給予種種生活衛教。然而，絕大多數醫師治療高血壓、高血糖，都會把藥物治療列爲首要，運動和飲食指導只是聊備一格。幾乎所有的醫師都將改善生活習慣視爲「錦上添花」。

從某種角度來說，醫師會這樣想也是無可厚非。因爲單憑藥物的化學作用，是可以強制將血壓、血糖數值降下來。然而，把眼光拉長來看，從臨床流行病學的調查可以明確得知，修正飲食習慣遠比使用藥物來得有效。

以降血脂藥物「史塔汀」（statin）爲例。這是東京農工大學特別榮譽教授遠藤章博士的重大成就，他因爲成功將「史塔汀」商業化，榮獲拉斯克—狄貝基臨床醫學研究獎（Lasker-DeBakey Clinical Medical Research Award）等無數國內外醫學大獎，其貢獻被譽爲等同拿到諾貝爾獎的殊榮。根據研究，服用史塔汀可以降低三成的心肌梗塞、缺血性心臟衰竭，功效值得肯定。然而，這些都是來自歐美國家的研究數據。

在日本，服用史塔汀藥物能否減少心肌梗塞發病的相關研究，至今仍遲遲無法下定論，我認爲這是必然的結果。因爲日本人的飲食習慣和體質，本來就不是容易罹患這類疾病的人種。

「法國悖論」的真相

大家聽過「法國悖論」（French Paradox）嗎？這是指法國人的飲食習慣與發生心肌梗塞的比例呈現矛盾。高脂肪飲食一直被視爲引發心血管疾病的重大禍因，但法國人平日大量食用高膽固醇及飽和脂肪的食物，乳脂肪消費量也高於其他國家，可是與其他歐洲國家以及美國相比，法國人心肌梗塞死亡率卻只有他國的三分之一左右，這是什麼緣故呢？一般認爲，這都要歸功於紅酒。

前面提到史塔汀類藥物，可以降低罹患缺血性心臟病約三成，法國人只要飲用紅酒，就可以降低六〇％缺血性心臟病的風險，可說是營養學的重大勝利！

不過，筆者以爲，真正的幕後功臣不在於紅酒，而是另有其因。

的確，經常飲用紅酒的國家普遍較少人罹患心血管疾病，以歐洲來說，不只法國如此，義大利、西班牙、葡萄牙的缺血性心臟病罹患率也都偏低，紅酒的實際功效在這些地區確實有其可信度。

　　但是各位可知道，「經濟合作暨發展組織」（ＯＥＣＤ）的成員國當中，心臟疾病罹患率最低的是哪些國家？以下引用的統計數據，雖然距今有一點時間差，仍不失參考價值。二〇〇二年發表的統計結果顯示，ＯＥＣＤ成員國當中，心臟疾病罹患率最低的是日本，然後才是韓國與法國。

　　如果真是這樣，那紅酒可預防心臟病的說法就未免太牽強了。日本人當然也喝紅酒，但是消費量極爲有限。根據莫西亞集團（Mercian Corporation）的統計資料，日本每人每年的葡萄酒消費量，平均是二．一公升左右，法國則是四十八．八公升，顯見日本人的紅酒消費量只有法國人的二十五分之一。

　　那麼，這些心臟病發生率偏低的國家，在飲食上可有共同點呢？日本料理、法國菜、義大利菜、西班牙菜、葡萄牙菜、韓國菜都大量使用魚貝類。再者，在這些國家的餐館享用全餐時，不僅可以選擇肉類主菜，魚貝類也是選項之一。

　　無論是葡萄酒的功勞、還是魚貝類的功勞，都說明了，正確的營養攝取可以有效降低疾病罹患率，也證實營養學的重要性。

醫師應該也要懂營養學

人是鐵，飯是鋼，多吃魚的國家，人民罹患心臟疾病的風險相對偏低；一個人想要健康長壽，必須仰賴飲食，也就是營養條件。

以第一章舉出的秋田縣為例，透過大規模流行病學調查可以得知，攝取足夠的蛋白質能強化血管，大量減少死於腦中風的人口。

如此重要的營養學，大學醫學院卻不開設相關課程，所以現在的醫師對營養學所知貧乏。至少我還是醫學院學生的時候，幾乎沒有機會接觸營養學。我們這一輩出生於一九六〇年代的人，目前正是日本醫界的中堅，許多人身居業界和學界要職。他們不重視營養學，所以醫學院也不教營養學。

學校課程不教，醫學院學生當然也就欠缺營養學的必要知識，連最基本的認知也付之闕如。

以色胺酸爲例。胺基酸是構成蛋白質的基本單位，色胺酸爲衆多胺基酸的一種，是製造血清素的原料。血清素不足時，就容易罹患憂鬱症。充分攝取肉類、魚類往往令人心情好，也是治療憂鬱狀況的手段之一。雖然有人對此持不同意見，但血清素不足會造成憂鬱狀況惡化是不爭的事實。缺乏營養學相關素養，確實會減低醫療成效。

表面上來看，大家都說現在是「心靈的時代」，強調精神健康的重要，所以愈來愈多醫院的內科也開給病患抗憂鬱劑，有的醫師甚至只要聽到病患抱怨「最近情緒低落」，就二話不說，開抗憂鬱劑。然而，如果是真正全面關照病患的內科醫師，難道不該先關心病患的生活起居，詢問病患平日的飲食習慣，發現有蛋白質不足的可能，立刻給予衛教指導嗎？抗憂鬱劑這類藥物一旦開始服用，就容易養成依賴，停藥又往往造成病情惡化，所以用藥之前應該先考慮其他的生活指導，而不是輕易開藥。反過來說，醫師如果對營養學有一定認識，面對病患時就會有更多的治療選項，但現今的醫療體制並不給醫師和病患這樣的機會。

醫師的營養學知識不足，不只是提供給病患的治療選項貧乏，還會損及病患的權益。

歐美在一九七〇到一九八〇年代期間，興起了減少肉食的養生風潮。肉食主義會帶來心肌梗塞的風險，因此「用更多蔬食取代肉類，保護心血管」的健康飲食運動如火如荼。而即使經歷這一波少肉飲食運動，美國人平均的肉食攝取量每人每年仍多達九十公斤，整體而言未見減少，但是死於心肌梗塞的人數卻降到一九七〇年代的一半左右，想必是蔬菜的攝取量增加與健康意識抬頭發揮了助力。

問題是日本也仿效美國，由醫界率先發起肉食減量風潮。根據統計資料，一九八五年間，日本每人的肉類攝取量大約是二十多公斤，只有美國人的四分之一。這樣的攝取量還要再減少，莫非是想當神仙？

這件事再次暴露日本醫界的愛跟風，更缺乏解讀數據的能力，與營養學知識的貧乏一樣令人詬病。

男女的壽命差距戳破「健檢更長壽」的謊言

關於健檢，我還有一項質疑，那就是接受健檢這件事，無論對民眾的壽命還是健康，幾乎都不見實質幫助。這一點，只要稍微動動腦筋就可以理解。二〇一六年，日本人的平均壽命爲男性八〇．九八歲，女性八七．一四歲。誠如大家所知，女性比較長壽，但是男、女兩性的健檢受檢率又是如何呢？

根據「國民生活基礎調查概況」（二〇一六年），二十歲以上國民的體檢或全身健康檢查男女比率，男性七二．〇％，女性六三．一％，差距九個百分點。三十至四十歲世代是社會的勞動主力，三十歲世代男性的受檢率爲七四．九％，女性五六．二％；四十歲世代男性爲七九．六％，女性六七．七％，差距再度拉開。

如果集體健檢真能有助於延年益壽，那麼日本男性比女性長壽當屬合理。讀到這裡，你可能會反駁，男女的壽命原本就有性別差異。話是沒錯，但是壽命差距卻在男性健檢率高出女性的情況下持續拉大，這就耐人尋味了。根據厚生勞動省公布的「完全生命表[19]之平均餘命歷年變化」，昭和二十二年（一九四七年）的國民平均壽命為男性五〇．〇六歲、女性五三．九六歲，相差三．九歲，反觀現在則相差六．一九歲，差距擴大到一．六倍。如果說健檢真的有助於延長國民壽命，那麼男女性的壽命差應該會比昭和二十二年的差距要小才是。

同樣的，在坊間大肆流傳的醫學知識，錯誤百出者不勝枚舉。像是「吃雞蛋會增加膽固醇」的說法是騙人的，「植物奶油比動物奶油健康」也是因為反式脂肪成為過街老鼠以後，遭到全盤推翻。

當然，我的論述或許不盡然正確，假以時日會被推翻也說不定。我想要說的是，國人要改變一貫「盡信醫」的思考模式，對醫療資訊不可囫圇吞下，應該從各面向廣泛涉獵資訊，釐清何謂正確知識才好。

只看數據治病的醫師叫人痛心

我不是要煽動民衆都來找碴，對醫師的治療與醫療機構全面抱持敵對意識。有些疾病需要治療，有的檢查做了會更好，日本也有許多真誠面對病患、爲病患的健康與生活品質著想的醫師，願意給予病患正確治療和指導。

遺憾的是，也有只看檢驗數字研判病情、把患者的定期回診當做例行公事草草應付、只是一味讓病患持續服藥的怠惰醫師。

好的醫師在給病患開處方的時候，會向病患仔細說明開藥的依據。我過去服務的浴風會醫院是這麼做的。

一般醫師看到病患收縮壓150mmHg，就會開給降血壓劑，但是根據浴風會

---

19 編注：將某一時期人口之出生、死亡資料予以歸納計算，得出依性別及年齡別之死亡機率、生存機率及平均餘命等，以顯示國民健康及生命消長情形的統計表。製作目的在於明瞭國民平均壽命的水準。

病院內部的調查統計，收縮壓150mmHg與130mmHg的人，存活曲線（survivorship curve）差異不大，考慮到藥物副作用的風險，是否使用降血壓藥物，醫師會與病患充分溝通，徵詢病患的意願；另一方面，統計證實收縮壓超過180 mmHg將導致較高的生命風險，所以院方會積極輔導病患服用降血壓藥物。像這樣，以實證醫學爲依據，爲醫療劃分明確界線，就會是好的醫院、好的醫師。

說到治療的「標準值」，這種不問個人體質差異，鬍子眉毛一把抓的做法，本身就是大問題。好比有些人酒量好、有些人酒量差，有的人血壓高也不會出毛病，有的人血壓低就容易發生重大疾病。二手菸危害健康的爭議吵嚷多年，姑且不論二手菸如何傷及無辜，抽菸抽到百歲的人瑞在現實中並不稀奇，所以推動禁菸政策，強迫所有的人都不准抽菸，其實也不盡合理。會出現爭議，就是因爲不尊重個體的差異性。關於這點，我會在下一章繼續說明。

不可一世的研究醫師自以爲站在醫療最前端，這真是誤會大了。所謂醫療，即便是今日的最前端，終究也只是在發展的半路上，五年、十年後，可能會被更好的療法所取代；今天公認爲有益健康的治療，明天卻發現有害健康，或明明對多數人有益，卻會對部分人造成傷害。

就以第二章談到的胃潰瘍治療爲例。直到「組織胺Ｈ2受體拮抗劑」在一九七〇年代問世之前，因罹患胃潰瘍而切除胃部，是外科十分常見的手術。同樣的，早在鏈黴素上市之前，肺結核也經常以切除肺部爲治療手段。這些過時的治療，在當年可都是最尖端技術。動脈硬化何嘗不是如此？再過個十年，運用iPS細胞[20]的再生醫療技術，或許就能夠爲人類實現回春的願望，只要簡單服用藥物，血管即可在轉眼間重新恢復年輕活力。當這一天到來，再回頭看我們這一代人，爲了治病而忌口，爲求健康而百般忍耐、不敢碰喜愛的食物，真要寄予莫大同情呢！這樣的未來或許不會立刻實現，但醫師不爲病患提示未來的可能希望，就是現今的醫療問題。

日本醫學專家之大患，在於過度武斷，認定自己眼前的研究或認知就是絕

---

20 譯注：誘導性多能幹細胞，Induced pluripotent stem cell的簡稱，是一種由哺乳動物成體細胞經轉入轉錄因子等手段，脫分化形成的多能幹細胞，最早由日本學者山中伸彌（二〇一二年諾貝爾獎得主）的研究團隊，於二〇〇六年發現，可用來培育成人體內各種細胞和組織。

對真理。我雖然不能一竿子打翻一船人，但願意認清「未來會取代現在」的有識之士，畢竟是少數，令我不禁擲筆三嘆。如此心態，讓醫師自信滿滿的面對病患時，也變成虛有其表的紙老虎。真正誠實的醫療態度，充其量只能說到「現階段醫學認為這樣比較好」的保留態度。

因此，只看數據治病是醫者診病之大忌，民眾務必慎之又慎，切莫相信這樣的醫師。我建議，民眾對自己的健康問題，目光要放長遠，醫療自主權還是得掌握在自己手中。

第四章

醫療自主這樣做(一)

「不容忍」的好處

完全推翻常識的萬能細胞與基因治療時代

我主張現代醫學是發展中的醫學，也就是說，我相信現代醫學並非醫療的最終解答，今後還會有效果更明確、更足以減輕患者負擔的治療方法不斷問世。

你能想像二、三十年後的醫療會是何等面貌嗎？可以預期，在iPS細胞（誘導性多能幹細胞）、ESC細胞（Embryonic stem cell，胚胎幹細胞）等「萬能細胞」實際投入醫療以後，未來的治療將發生重大變革。動脈硬化的患者只要預先儲存自己的組織，將來有必要時，簡單服用藥物就可以讓血管回春，改善血液循環。而糖尿病患者也不必擔心，只要植入利用萬能細胞製造的胰臟，也許轉眼間就可以恢復身體原本的健康功能。

你問我，這種天方夜譚似的幻想世界必定會成真嗎？至少我樂觀相信，萬能細胞一舉改寫醫療常識的時代極可能到來。

眼前就有業已實現的案例。二〇一四年，由日本理化學研究所等單位組成的研究團隊，針對視網膜中心的黃斑部異常疾病、老年性黃斑部病變的患者，進行視網膜移植手術。

手術植入的視網膜組織，都是從患者自己的iPS細胞培養得來。接受移植手術的五人當中，有一人於二〇一八年再次接受手術，以便確認視網膜表面的健康狀況，是否出現排斥反應。

未來要將iPS細胞進一步臨床化，就必須捨棄使用耗費成本與時間的患者個人iPS細胞，改採符合多數日本人免疫型的iPS細胞，並且建立iPS細胞庫。

在這裡同時，還要考慮成本控制，以及如何降低iPS細胞令人憂心的癌化風險等，從各方位全面推動iPS細胞療法的實用化。

一旦步上實用化的軌道，普及就只是一眨眼的功夫。然而我悲觀預測，率先啓用的國家將不會是開發iPS細胞的山中伸彌教授所在的日本，而會是其他國家。

國外的醫療政策重視有效性以及成本控制，只要條件符合，就會積極引進新的醫療技術，美國尤其如此。因爲他們的醫療仰賴民間保險公司，所以對醫療總成本的計算錙銖必較。以治療心肌梗塞爲例，使用萬能細胞的治療費用固然可觀，但是捨萬能細胞治療不用，一直依賴長期服藥控制，總成本可能反而更高。果真如此，主管當局就會立即引進最新醫療技術。

iPS細胞普及將帶來更多醫療新選項

以iPS細胞爲代表的萬能細胞、幹細胞再生醫療[21]一旦普及，將全面改寫人類的醫療史。現在令群醫束手的難治之症，或是只能依賴藥物、在生活起居及飲食上自我節制才得以勉強控制的疾病和症狀，屆時都可望獲得治療。

再生醫療的動物實驗已經展現相當的成果，糖尿病治療就是一例。目前的糖尿病治療有賴服用或注射胰島素，配合起居有節、飲食有度、適當運動，這些都是病患的基本功課。

而且一經診斷爲糖尿病，患者就必須終生或至少長時間治療。但有iPS細胞以後，狀況就大爲改觀了。京都大學的iPS細胞研究所已經用iPS細胞培養出整顆胰臟，正在加緊研究根本解決糖尿病的醫療方法。目前的體外臟器培養，最終還需要動用臟器移植手術，因此門檻仍高，我相信醫學專家將開發出更簡易的操作技術。

動脈硬化也是如此。二〇一八年，大阪大學的研究團隊公開宣布，他們在白老鼠體內發現了分化形成血管的幹細胞，將這一幹細胞植入單腿血流阻塞的白老鼠，血流可恢復正常。這對於人體的動脈硬化治療，無疑是一則令人振奮的消息。

醫學進步日新月異，再生醫療的臨床應用一旦成局，一直以來的藥物治療將被束之高閣，說不定就連原本得處處小心節制的飲食和作息戒律，也可以大解禁了。當這天到來，病患回首來時路，想到爲了治療的需要，長年忍耐處處受限的日子，或許會叫人痛惜「真是浪費我的大好人生」！

21 譯注：再生醫療是製作具有生命功能之身體器官或組織，用來修復或替換體內不堪使用的器官組織，抑或刺激體內組織再生的治療方法。一般會預先在實驗室培養器官組織後，再安全移植到病患體內。

以上列舉的治療是否可以在現實生活成真，尚屬未定之天。我估計，大約再十年左右會開始具備雛形。相信這一天到來時，「只接受最低限度的保守治療」會是可行的選項。

「不會主動告知治療選項」的醫療現況

話說回來，此刻的你也不是沒有其他醫療選擇的可能，只因爲醫師僅提供「標準治療」，所以你想都沒想過，原來自己還可以有其他選項。當然，醫師幾乎不會把其他選項告訴你。

以高血壓又合併高中性脂肪或高膽固醇，而疑似動脈硬化高危險群的患者爲例。醫師的處置，不外乎開給處方藥物，要求患者節制飲食、改善生活作息，並且定期接受抽血檢查，追蹤各項生化檢驗數據。

但是我並未乖乖遵從這樣的醫囑，而是每隔數年定期接受心臟冠狀動脈電腦斷層掃描，一旦發現動脈狹窄部位，就檢討是否有必要植入心臟血管支架，以通暢血流。因爲是直接檢查心臟血管，所以從結果而言，更能有效預防冠狀動脈硬化引發的猝死，也可以安心過著一如往常的生活，減少因爲節制飲食作息造成的痛苦不便。此外，我也接受腦部健康檢查，這麼做的用意，我將會在第六章說明。

從現行的一般體檢內容所能得知的訊息有限，即便體檢數據年年完全正常，也無法保證不會發生心肌梗塞。所以只是例行的追蹤各種生化檢驗數據，實在難以叫人心安。

你是寧可享受喜愛的佳餚美味，有發病疑慮時再植入心血管支架？還是天天勤服藥，並節制口腹之慾？現代醫學還在發展的半路上，沒有人明白究竟何者才是正確解答。但我們至少應該知道有哪幾種選項，然後自行做出決定。這樣的「醫療自主意識」至關重要。

我想野人獻曝，貢獻自己的一例給大家參考。一旦再生醫療普及化，想必民衆會有更多醫療選項可以選擇。到那時候，真正的醫療自主時代也將來臨，患者想要什麼樣的醫療，可得自己拿出定見。

科技進步排除不必要的容忍

科技進步的展現，不只反映於再生醫療，而是普遍在醫療各界都投下重大變數，其中的關鍵字就是ＡＩ（人工智慧）與機器人。

近年來，ＡＩ可說是搏盡媒體版面，谷歌（Google）旗下DeepMind公司所開發的圍棋ＡＩ「Alpha Go」，在二〇一七年打敗號稱世界最強圍棋棋士柯潔而聲名大噪。在日本，將棋[22]ＡＩ「Ponanza」竟然擊敗獲得名人頭銜的天才棋士佐藤天彥，大大衝擊日本將棋界。

ＡＩ擅長模式化學習，它的長處是分析已設定的模式，深化學習，演算導出符合提示狀況的最佳解答。將ＡＩ的特性應用於醫療診斷，親和性相當高。

二〇一六年，東京大學醫科學研究所（醫科研）發表一則病例。患者是一位六十多歲女性，被診斷爲「急性骨髓性白血病」而入住醫科研，治療卻沒有發揮預期功效。醫療人員後來以內建ＡＩ的電腦「華生」（Watson，ＩＢＭ的超級電腦），分析病患的遺傳基因，從電腦系統內建的龐大醫療資料庫中，比對出她罹患的是罕見型「繼發性白血病」。在「華生」的建議下，院方變更抗癌劑用藥，病患得到有效的對症治療，終於平安出院。

超級電腦「華生」，內建超過兩千萬筆以上的癌症研究文獻與藥物資訊，只用了十分鐘就比對出病患罹患哪一種癌症，這可是連經驗老到的血液腫瘤內科醫師都無法判別的罕見癌症。

無獨有偶，日本國立癌症研究中心與NEC（日本電氣），也成功開發出自動偵測比對異常組織的內視鏡人工智慧系統；自治醫科大學醫院則引進AI醫療診斷系統「白傑克」（White Jack），只要透過觸控螢幕輸入患者的症狀、病例等資料，系統就會協助指引病患選擇適當的就診科別。

熟練的醫師必須懂得從X光片、電腦斷層掃描、磁振造影等影像檢查找出病變，如果將這類影像學診斷交由精於模式分析的AI來執行，判讀結果幾乎

22編注：又稱日本象棋，是日本的棋類遊戲之一。將棋的棋子呈鐘形，前端較尖，共有八種棋子，棋子形狀依據棋子的重要性和強度而有不同大小。

是瞬間即可見分曉。他日，或許只要輸入病患的症狀、臉部的血色深淺、既往症等病例，ＡＩ便能精準判讀罹患的疾病也未可知。

想像不久的將來，病患無須在醫院大排長龍，苦等醫師看診，只要三、兩下功夫，ＡＩ就會給出診斷，像是「你可能有胃部疾病，請接受內視鏡檢查」、「只是傷風感冒，請在家多休息」等，甚至透過線上「隔空看診」。

屆時，實現個人化量身訂作的精準醫療也就水到渠成。病患的高血壓究竟只是生理的適應現象、無礙健康，或是動脈硬化的前兆、需要醫療介入，有了精準醫療，就可以配合每個人的實際狀況做個別處置。

二〇一八年上檔的日劇《黑色止血鉗》（ブラックペアン）裡，出現了外科手術使用的機械手臂「達文西」（DaVinci）。劇情描寫操作極其精準的機械手臂「達文西」，如何創造醫療奇蹟，讓原本只有全球少數幾位「神之手」方能勝任的高難度心臟外科手術，在「達文西」的輔助下，由平凡的小外科醫師操刀。

劃時代的醫療機器人「達文西」確實存在，那就是由美國「直覺手術公司」（Intuitive Surgical Inc.）所開發的微創手術用機器人「達文西」。

盛名遠播的「達文西」機械手臂手術系統，擁有四條機械手臂，上面搭載了3D超高解析度的影像顯微放大鏡頭，只要在病患的身體開一個小洞，將機械手臂探入體內執行手術即可，不需要像傳統手術那樣開膛剖肚，因此可以大幅降低手術對病患的傷害。

二〇一八年，日本已將攝護腺癌、腎臟癌、直腸癌、肺癌等十二項疾病的達文西手術，列入國民保險給付項目。

如今的達文西微創手術，被定位在「借用機械手臂開腹腔鏡手術」，目的是提升醫師的手術精細度。然而，隨著醫療科技日漸突破，說不定機械手臂有朝一日更勝一籌，能夠自動執行人類技術無法勝任的精密手術。到那時候，現在的醫學認爲不可能治癒的疾病，也許就可以完全根治。當科技繼續進步，完成如同美國一九六六年科幻電影《聯合縮小軍》[23]（*Fantastic Voyage*）裡的「奈米機

23 譯注：這是史上第一部利用微縮科技拍攝的經典科幻電影，劇情描述一名蘇聯科學家的腦血管遭到間諜破壞而命危，五名美國醫師縮小成幾百萬分之一，被注入該科學家體內，爲其進行血管手術。加拿大著名電影導演詹姆斯・卡麥隆於一九八七年曾監製全新版本《驚異大奇航》（*Fantastic Voyage*）。

器人」（nanomachine），能夠選擇性清除阻塞動脈的代謝廢物，也就不會有折磨人的動脈硬化等疾病。當這一切成真，我們再也不必執著於身體檢驗數據，更不用爲了治療備受限制，而在日常生活中綁手綁腳。

當醫療科技與日俱進的同時，病患的意識也要跟上時代才好。

實證醫療也是概率統計

自己的醫療自己做主，在實踐「醫療自主」之前，有個不可不知的殘酷現實，那就是「醫療不過是概率論」。這當然也包括具有實證醫學佐證的醫療。

比方說，有關於降血壓藥物的療效爭議，曾在《美國醫學會期刊》（*The Journal of the American Medical Association*，簡稱JAMA）上刊登一篇英國的研究調查。根據該篇文章內容，收縮壓160mmHg的高血壓患者，持續服用降血壓藥六年後，大約六％死於腦中風，而未服藥者，死於腦中風比率大約一〇％。也就是說，是否服用降血壓藥物，腦中風死亡率差距多達四％，可見得服藥是有意義的。

然而，這充其量也就是機率問題。即使不吃藥，十個高血壓患者裡面，九個不會因爲腦中風死亡；相反的，即便服藥，也有六％的中風死亡機率，換算下來，每十六人就有一人死於腦中風。要如何解讀這個數字，是個人的自由，但可以確定的是，威脅你說「不吃降血壓藥就會中風」的醫師，根本是虛張聲勢唬弄人。

被當今社會視爲罪大惡極、必須除之而後快的抽菸也是如此。抽菸確實不利健康，但損害健康的程度也是機率問題。就像老菸槍也有活到百歲的人瑞，不吸菸的人年紀輕輕就必須和肺癌搏鬥者也所在多有。

浴風會曾經對入住機構的年長者，進行「抽菸如何影響壽命」的相關調查研究。結果顯示，年過六十五歲的高齡者，無論是否抽菸，幾乎都不影響平均壽命（參見表4）。

我們只能從這一調查結果推論，對尼古丁以及香菸焦油的耐受性，可能和個人與生俱來的體質有關。進行該調查的研究人員還推論，那些早在入住設施

表4　年過65歲，戒菸與否幾乎不影響壽命長短

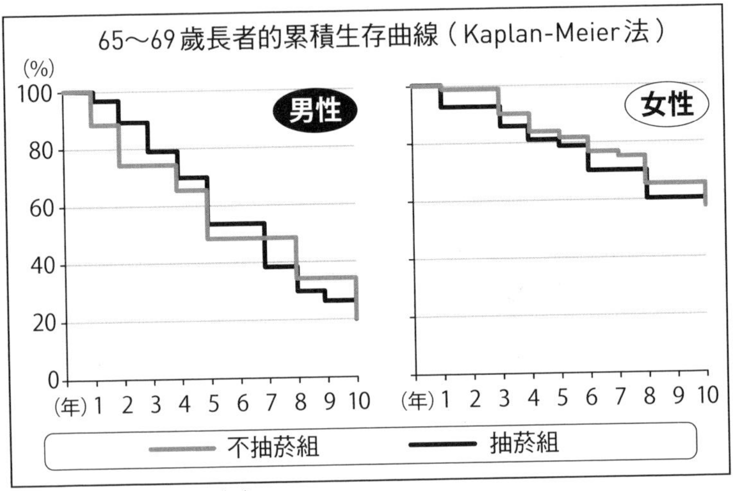

（追蹤調查824人20～29年）
出處:「年長者的抽菸習慣與心腦血管障礙」浴風會醫院，橫內等，1989年。

前就是老菸槍，健康狀況也還過得去的年長者，本身對菸害的耐受性高，就算將來不戒菸，對健康也不會造成太大危害。但是，自己的體質究竟有多大耐受性，不親自嘗試是無法得知的。

從以上英國對服用降血壓藥的統計調查，以及浴風會關於抽菸對壽命影響的研究，我們只能遺憾的說，現階段的實證醫學不過是概率統計罷了。

未來的醫療將走向精準個人化

前面反覆說明，現代醫學仍然在發展的路上，就連被認爲最具公信力的實證醫學，其實也就是「概率統計」。那麼，今後的醫療該何去何從？

我認爲，今後將走向「量身訂作」（order made）的精準醫療時代。可以預見，基因療法在未來的醫療現場會日形重要。基因存在於細胞的染色體內，以DNA、RNA爲載體，記錄著遺傳信息的密碼。

一個人會得某種病，和家族代代相傳的基因有很深的淵源，相信大家對這個說法都不陌生，就像一部分人的糖尿病、高血壓屬於遺傳類型。看病的時候，醫師也經常問到家族裡可有人出現類似症狀。現在正爲疾病苦惱的人當中，想必不少人的家族也有罹患同樣病痛的苦主。

二〇一三年，美國一則重磅新聞震驚全球，好萊塢女星安潔莉娜裘莉（Angelina Jolie）因爲不想步上外婆與母親罹患婦癌的後塵，預防性切除了雙側乳房。

多數乳癌都屬於突發變異，但是目前確知有五至一〇%乳癌具有遺傳性。體內的抑癌基因BRCA1或BRCA2發生突變者，罹患乳癌風險會大幅高出未發生突變的人。安潔莉娜裘莉屬於BRCA1抑癌基因突變，主治醫師研判其乳癌的發病風險高達八七%，因此她不惜做預防性乳房切除。

這則轟動一時的案例，也說明基因檢測在目前的醫療界已經受到重視，今後會是臨床應用上重要的一環。現階段的基因檢測雖然主要用來預測疾病的發病風險，不過體質相關疑點將來應該也會逐漸釐清。例如，透過基因檢測分析，區別病患的高血壓究竟是病態，或只是上了年紀以後必要的生理適應現象。藉由同樣的基因檢測分析技術，也可以釐清高血脂是否為病態。倘若只是身體的適應現象，就不必大費周章的服藥控制了。

有了萬能細胞的實用化，以及成熟的基因檢測技術，民眾未來將有更多的醫療選擇。為了迎接新醫學時代的到來，我認為有必要養成醫療自主意識，不再唯醫命是從。

自己的醫療自己決定

你也許對我的主張感到疑惑：「自己身為醫師，竟鼓吹大家要醫療自主？」的確，乖乖聽醫師的話、對醫師言聽計從，或許可以維持醫病雙方和氣，也讓醫護人員輕鬆不少。然而我的出發點再簡單不過，無非是想告訴大家，病患其實還有其他的醫療選項，那就是「不執著於體檢數據，而是從自己如何愉快過日考量，在不犧牲生活品質的前提下，斟酌合宜的治療」。

直到不久前，醫療重視的是如何降低患者死亡率，以延長壽命為治療的第一要務，現在的醫療則是將重點放在盡可能維護民眾健康。只是，目前的醫療對於「健康」的定義太偏狹，認為健康就是「符合檢驗標準值」。我反對這樣的醫療認知。

醫療並不是以「維持生命」為目的，為了繼續享有「想拚就放手一搏，想吃就大快朵頤」的開心自在，放棄勤跑醫院看醫生，也是值得考慮的選項。

接下來，我們要談臨終的「醫療自主」。

我對於臨終的醫療主張，其實和目前醫療界的趨勢是一致的，這一趨勢尤其可見於高齡醫療。

以八十五歲以上超高齡（super-old）長者的癌症治療爲例，根據二〇一七年國立癌症中心的報告書，內容明確顯示，進入超高齡社會以後，不願採取積極治療癌症的病患變多了。

報告書也指出，罹癌種類也會影響患者選擇不積極治療的人數比率，五六．〇％的胃癌患者、五八．〇％的肺癌（非小細胞癌）患者、六〇．〇％的胰臟癌患者，選擇不接受治療。這其中當然不乏醫師研判病患體力不足以承受治療者，但想必也有自認手術或化療會耗損體力，反而不利活命，寧願主動放棄治療者。我認爲這是明智的選擇，臨終醫療也應當這麼做。

現在的臨終治療，對即將迎接死神的超高齡病患盡可能不施以所謂「延命治療」，像是插管接上呼吸器輔助呼吸，或是投予血管收縮劑、抗心律不整藥物、類固醇等無效的復甦急救。過去許多年長者臨終前，陷入全身拉著各種維生管線的「義大利麵條狀態」，被迫當「活死人」。但現在愈來愈多年長者想求「好死」，享盡天年，自然死去，認為一味延命的治療「讓人變得不堪」，儼然已經成了多數人的共識。

可憐的延命治療手段

不實行無謂延命的醫療方針，不只是為病患著想，也是為國家捉襟見肘的財政著想。隨著國民長壽化，醫療支出、福利年金等社會保障給付的財政負擔年年加重。

二〇一八年度的給付高達一百二十一兆日圓，占日本全國總生產毛額（GDP）的二一．五%。政府推估，當高齡人口數來到最高峰的二〇四〇年度，給付金額將攀上一百九十兆日圓，占GDP的二四%，屆時醫療費用將占總給付的四成左右。

只求延命的種種「可憐兮兮」的治療中，對纏綿病榻的年長者進行「胃造瘻」，就是經常為人詬病的醫療處置之一。這是對無法經口攝取食物的病患，在肚子上開個小洞，將管子接到胃裡，直接灌入營養。

這畫面看來確實叫人不忍，但就我的臨床經驗所見，經過胃造瘻灌食以後，九九％的病患體力明顯恢復，不僅臉色變好，形銷骨立的病體也日漸豐潤。比起鼻胃管灌食，胃造瘻幾乎沒有引發吸入性肺炎的危險，病患得以延長壽命。問題就出在壽命延長以後，病患臥病的歲月也增長，隨之而來的關節攣縮等問題不可避免，結果胃造瘻終究還是變成「讓病患可憐兮兮的治療」。

當然，對於已經無法言語的患者本人來說，他是否認為自己「處境不堪」，旁人無從知曉。因為無法表達自己的意志，只好交給家屬全權決定。又或者，站在政府的立場，為力圖減輕年年加重的社會保障負擔，醫療方針逐漸傾向保守，並不鼓勵採取胃造瘻等會讓病患看起來「處境堪憐」的延命治療。諸如此類的因素，都左右了病患的命運。

讀到這裡，各位是否感到一頭霧水：這個和田醫師到底想說什麼？

我只能說，我怎麼想並不重要，重要的是「你」怎麼想？如果今天躺在病床上的是你，你覺得怎麼做對自己來說才最幸福？我希望大家能經常認真思考這個問題。

我想要強調的是，以臨終醫療來說，在面臨生死關頭的危急時刻，一腳踩在死亡線上的病患，頭腦勢必無法像健康時那樣清醒明白，或許也已經無法明確表達自己的意志，所以我們必須趁自己還可以做決定的時候，先把意願講清楚。然而，現階段的日本醫療，只要患者不是年紀一大把或長年臥病，醫師幾乎都不允許病患和家屬實行「醫療自主」的權利，內科尤其如此。點出這個問題的存在，正是本書的宗旨。

未來，你可能預知自己能活多久

醫學絕非萬能，其憑藉的數字也含糊籠統。不過現在有了「基因治療」，以每個人自己的遺傳基因做爲判斷依據，等同另一種型態的「實證醫學」。

這純粹是我個人的臨床經驗，不過我確實深刻體認到「家族」或「遺傳因素」的影響，是不爭的事實。例如，雙親都罹患阿茲海默症，孩子也容易罹患阿茲海默症；前述的乳癌也是如此，親子罹患同一疾病的案例並不稀奇。隨著基因診斷的進步，不久的將來，我們或許可以做到精準預測自己會罹患哪些疾病。所以呢，我就直接把話說開了：「在疾病面前，還是不要對著幹比較好。」

若可以事先得知自己的生命期限，過日子的態度也會不一樣。如果知道還有兩年可活，我們便會聽從自己內在的聲音，做好計畫和打算；是要到海外去悠哉享受餘生，還是辭去工作和家人共享最後天倫時光；或者實在太喜歡工作了，堅持做到不能動彈的那一天爲止。又比如說，倘若事先得知自己會活到八十歲，就可以從長計議，做好長遠的生涯規畫，像是工作到退休，然後全心投入興趣嗜好等。如此這般，能夠爲自己提前做好從容過日的生涯規畫，活出自己想要的人生。

我們正站在時代的十字路口，寄望於基因療法與再生醫療，可以爲我們帶來更大的自由，不必爲了防病治病，做無謂的勉強忍耐，得以充分活在當下。

話說回來，你當然也可以選擇另一種生活方式，爲追求健康用心計較、處

處自我節制，就如同音樂人「太陽廣場中野君」（サンプラザ中野くん）公開所言：「為健康而死。」

有些人寧可過得小心翼翼，忍受莫大不便，也希望多活一天是一天；有些人不求長命百歲，只想要日子過得順心自在。想要怎麼活，都是自己的決定，悉聽尊便。

你現在接受的可能是無效醫療

如果你更想要活在當下，那麼，相信未來的醫學，積極接受多少有點風險的新療法，也是可能的選項。

以「藥害愛滋」為例。事件起因於治療血友病的未經加熱血液製劑遭到汙染，造成許多血友病患感染愛滋病。這樣的不幸意外令人萬分遺憾，卻有著醫療上難以避免的現實。

一九八五年，任職於帝京大學醫學院附屬醫院的安部英醫師，因為對血友病患使用未經病毒滅活處理的凝血因子製劑（未經加熱的血液製劑），造成許多病患感染愛滋病，被以業務過失致死罪的嫌疑遭到逮捕。然而，就在二〇〇一年的法院一審，安部醫師獲判無罪，在後來的檢察官上訴過程中，醫師本人因病獲准停止審判。

在訴訟中擔任被告辯護律師的弘中惇一郎，與共同辯護律師武藤春光，後來合著出版《安部英醫師藥害愛滋事件的真相》（安部英医師「薬害エイズ」事件の真実）一書，書中為安部醫師平反，主張社會對「藥害愛滋」產生多處誤解，並提出強有力的申辯。

弘中律師強調，最大的癥結點在於未經加熱的血液製劑本身無罪，這是能有效提升患者生活品質的藥物，卻遭到大眾誤會。在未經加熱的血液製劑問世之前，血友病患使用的是冷凍沉澱品（Cryoprecipitate），它雖然也是血液濃縮製劑的一種，但使用的是原始血液，因此患者必須親自上醫院，由醫師操作注射，對病患形成極大心理的負擔。而未經加熱的血液製劑使用簡便，病患可以在家自行注射。

舉例來說，血友病患的手臂意外遭到重力撞擊後，會引發內出血，因為本身血液凝固困難，必須趕緊叫救護車或是搭計程車趕往醫院，由醫師注射冷凍沉澱品。過程如果稍有耽擱，可能會引發肌肉疼痛痙攣的危險。然而，若使用未經加熱的血液製劑，遇到突發狀況時，就可以自行注射治療。

自從未經加熱的血液製劑問世以後，血友病患的壽命得以延長。在之前使用冷凍沉澱品時代，血友病患注定短命。根據某製藥廠的統計資料，一九六六至一九七六年間，血友病患平均壽命只有十八．三歲，許多患者還沒來得及迎接二十歲的成年禮就撒手人寰。

但是在未經加熱的血液製劑等的治療藥物出現以後，如今男性血友病患壽命已經和一般成人男性差不多（血友病患幾乎都是男性），這無疑是醫療的重大進步。

另一方面，愛滋病從感染病毒到發病，潛伏期大約十年之久。弘中律師強調，倘若不採用未經加熱的血液製劑，而繼續使用原來的冷凍沉澱品，病患十之八九會夭折，但安部醫師冒著病患可能感染愛滋的風險，也要使用未經加熱的血液製劑，這並不違反醫師的良知。況且在病患愛滋病發病前，仍可寄希望於愛滋病治療的突破，說不定不久將有救治的良方出現。

我認爲弘中律師的主張言之有理。就以藥害愛滋訴訟原告的現任參議員川田龍平爲例，他本人即是藥害愛滋的受害者，因爲愛滋病治療的進步，讓他的病情得以受到控制，現在仍精力充沛的從事社會活動。

如果說，這幾十年來的愛滋病治療技術毫無進展，愛滋病依舊是人人聞之色變的不治之症的話，那麼安部醫師的行爲勢必構成重罪。不過對我來說，這是不信任醫學進步的人才會有的想法。

請千萬不要誤解我的意思，爲治療血友病而感染愛滋病的患者絕對是受害者，這一點無庸置疑，他們的處境讓人相當惋惜。但是從藥害愛滋問題來看，這也讓我們見識到醫學進步的光明面，爲民衆的醫療自主大幅開啓了選擇治療方式的可能性。

第五章

醫療自主這樣做(二)

醫師的評價看候診區就知道

如何分辨好醫師、壞醫師？

本書指陳現在的日本醫療多數缺乏實證，即便有實證，調查數據也往往來自非日本人爲對象的研究。雖說醫界日漸腐敗，但我無意批判任何人的醫療信仰，只想強調：如果你是現代醫療的忠實信徒，最好多方蒐集資訊，保持消息靈通。

我以自己對醫療的認識，提供大家辨識好醫院的要領，那就是「醫院氣氛是否熱絡」。

有的醫院，不過是進去一趟，感覺就好像帶了一身晦氣回家，連自己都要跟著生病了；有的醫院卻不像醫院，年長者在候診室裡七嘴八舌大聊旅遊見聞，還會互相關心：「今天怎麼沒見到○○家的阿婆？」「她呀，聽說感冒了。」讓旁人聽了忍不住發噱。

我認爲氣氛熱絡的候診室，是一家好醫院的證明。雖然一般會拿這種現象來挖苦醫師，認爲元氣十足的年長者還跑醫院，簡直是浪費醫療資源，醫師擺明了是在斂財。不過，大家真的是誤會了。來看病的老人活潑有精神，或許可以說明醫師真誠對待病患，能逗樂患者，鼓舞他們的士氣。

本書一再提及藥物是有副作用的，因爲服用降血壓藥而頭重腳輕、渾身困乏，或是因爲服用降血糖藥，造成黎明時分失禁，像這樣的老人家還會有力氣三天兩頭跑醫院嗎？更別說是大聊四處旅遊的見聞了。年長的病患有精力在候診室熱鬧談天，證明醫師能夠將患者的病症控制得相當好。

這些醫師是如何辦到的呢？我推斷這樣的醫師並不是看檢驗數據治病，而是願意認真面對病患的訴求。

我認定的庸醫，是那些執著檢驗數據到幾乎偏執地步的人。爲了將數據控制在「標準範圍」之內，開給病患過多藥物，反而剝奪了病患的生命力。這種醫院的候診室，患者個個病懨懨。我不時得走訪各地診所，整體來說，氣氛晦暗的候診室似乎一年多過一年。

和大家聊一則有關藥物弊害的真實插曲。自一九七三年開始，日本老年人的醫療費用完全由國家買單，不需自費負擔。這時期，身體檢查愈多，開藥愈多，醫院賺得愈多。但是一九八三年之後，主管當局爲了抑制逐年膨脹的老人醫療支出，對長期住院的醫療給付改採月期定額制。自從國家修訂醫療給付制度以後，醫院對醫療內容的審核也轉趨嚴格，一般稱爲「老人醫院」的醫療機構，用藥大幅縮減爲原來的三分之一。各位猜猜看，結果發生了什麼事？

用藥緊縮，患者豈不是病得更厲害嗎？事實卻正好相反！敢於公開這個驚人事實的，是醫療法人社團慶成會的大塚宣夫會長，他是以專精照顧高齡失智症而聞名的青梅慶友醫院，以及其所屬醫療體系的最高經營者。

根據大塚醫師的說法，就在醫院大幅減少用藥以後，有長年臥床不起的患者竟能起身走動。這足以說明藥物副作用長期對身體造成不良影響，減藥以後病情當然就逐漸好轉。

依賴藥物的醫療，無法帶來真正的「健康」。能夠爲病患帶來健康的醫師，願意傾聽病患的訴求，做出對病患而言必要的充分治療，而且懂得如何鼓舞病患。我認爲一味用自己醫師的專業權威去恫嚇病患，讓候診室氣氛低迷的醫師，不夠格當醫師。

現代醫學還沒進步到能給出正確答案。今天認爲是正確的治療，明天可能就被推翻。身處在這樣瞬息萬變的醫療時代，該以什麼樣的基準來選擇醫院？你或許信任他人口中的「一流醫院」，但所謂的「一流」，也只是今日的醫學評價。即便被視爲「二流醫院」，如果病患在候診室精神奕奕大擺龍門陣，我認爲這就是可以信賴的正確選擇。

社區醫師擁有豐富的臨床經驗

前面反覆重申，所謂的「醫學常識」，一旦有了新發現就可能瞬間翻盤。因此，我認爲對醫師而言，透過臨床經驗累積的直覺更重要。而這也意味著，比起腦袋硬邦邦、成天埋首研究的大學醫院教授，實際診療過數百、數千名病患的社區醫師，臨床看診的表現更加優秀。

這樣的差異在都會地區尤其顯著，同樣是開業醫師，有的診所門庭若市；

有的門可羅雀。如果是我，我會選擇病患絡繹不絕的診所，這表示醫師受到病患信賴，病患多了，看診經驗自然豐富。

請容我再說一遍，醫學不是科學，如果你認爲我言過其實，那我只能說，現代醫學要成爲科學，起碼還要等上好幾年或幾十年。直到基因診斷普及，能實際應用於臨床，準確預測病患未來罹患的疾病，進行個人化醫療之前，我們仍舊必須憑藉經驗法則進行診療。

話題稍微扯遠一點，漢方醫學[24]可以說是領先實現個人化醫療的先驅。漢方醫學重視「人的診療」更甚於治病，除了問診以外，還有觀察面色和體格等的望診、觀察說話聲與呼吸聲的聽（聞）診等細膩的診察手段，以諸般觀察線索爲依據，針對每個人的體質開出處方藥物。事實上，在日本，可以勝任道地漢方診療的漢方醫並不多。類似「有感冒前兆，就服用葛根湯」這種看病開藥的診療方式，是西方醫學的思維，並非真正的漢方醫。

道地漢方醫和基因治療有異曲同工之處，兩者的共同點都是「爲患者個人量身訂作的醫療」。今後的西方醫學發展，也應該朝這個方向努力。

而在基因診斷尚未實現的當前，醫師要如何為病患量身訂作治療呢？我們也只能憑藉專業經驗，配合病患的狀況擬訂治療方針。好的醫師得勇於面對病患的需要，思考最佳的醫療方案，這需要一定的臨床經驗。能分辨哪一類病患只要給予生活衛教即可，哪一類病患還必須開給處方藥物控制症狀，然後運用診療經驗，以患者聽得懂的話清楚講解。

這樣的好醫師可以同理病患的感受，所以患者也願意信賴醫師，口碑就此傳開，求診的病患絡繹不絕，病友在候診室彼此聊起來，氣氛和諧融洽。

挑選醫師不是件簡單的事，內科醫師尤其不容易選擇。因為他們沒有外科的臨床操刀成績這類基本指標可以評比，所以患者對醫師的評價，以及醫師本人的經驗值就很重要。

---

24 編注：廣義來說是指以中醫為基礎而發展的日本傳統醫學，包含鍼、灸、指壓（穴道按壓）等療法；狹義來說則是投以漢方藥物治療的醫療體系。

醫師能教你不生病的方法，但無法教你提升生活品質

我拜一位大師級抗老化權威做爲自己的專業導師，接受抗衰老的指導。這位大師就是克勞德．蕭夏博士（Dr. Claude Chauchard），他同時是「和田秀樹身心診所」的顧問。

蕭夏博士曾是英國黛安娜王妃的主治醫師，他的病患包括影星史恩康納萊、法國一級方程式著名賽車手尙．阿萊西以及後藤久美子伉儷、成龍、劉德華等，是許多國際名流巨星信賴的抗衰老權威。

不過，我並非看上這些名人光環的加持，才投入蕭夏博士門下，而是因爲十分認同大師的經驗。蕭夏博士自法國蒙彼利埃大學（Université de Montpellier）醫學系畢業後取得醫學博士學位，出任助理教授，後來自行開業長達三十五年，始終站在抗衰老醫療最前線。這麼多年來一直有死忠追隨者跟隨蕭夏博士，我認爲他是非常值得信賴的專業醫師。

偶爾會有病患抱怨，聽信蕭夏博士的方法接受治療卻不見「回春」功效，我認為這是誤解了抗衰老治療的真義。蕭夏博士不是要人「逆齡回春」，而是把「年齡定格」，不再年復一年繼續衰老，這才是抗衰老醫學的本意。這話由我本人來說或許欠缺說服力，不過我自四十八歲開始師事蕭夏博士，十年來力行他的抗衰老指導，確實老得比一般人慢。我是個相信經驗法則的人，因此認同蕭夏博士的抗衰老信念正確無誤。

如果以打棒球來比喻，球員光是聽從指導員、隨隊醫師的教導，是不可能贏球的。當然，這些專業人士可以指導球員如何投球、打擊以避免受傷，傳授球員肢體的正確使用方法，但這些無關球技的提升。想要精進自身球技，必須接受經驗老到的總教頭或教練指導，加上觀摩高手的球技才行。

同樣道理，只懂醫學知識的醫師就像球隊指導員和隨隊醫師，他們或許可以教民眾不生病的方法，民眾萬一生病了，便開給修正檢驗數據的藥物。但他們無法指導你提升健康品質，把每天的生活過得自在愉快，最多就是讓你「維持現狀」而已。

不，說「維持現狀」未免過於抬舉。因爲在日本，預防醫學是不能申請健保點數的。病患問醫師：「我不想得糖尿病，該怎麼做才好？」醫師即使對病患耐心衛教一番，因爲不屬於醫療保險給付範圍，所以拿不到半分酬勞。因此一般診所和醫院不會把心力投入預防疾病，而民衆又幾乎不會自掏腰包接受預防醫學的指導。

缺乏實證、不科學、輕視經驗法則，而且就連「讓民衆維持健康現狀」的醫療制度都不齊全，這一切都說明現代醫學漏洞百出。我認爲，光是認清這個事實，已經足以做爲實踐醫療自主的重要動機和方向。

做個「讓醫師不敢輕忽」的患者

我心目中的醫療自主，應該是「不把自己的健康交給醫師，任由他人決定，而必須出於自己的意志，決定醫療方向和手段」。這當然也包括上診所或醫院接受治療。即便本人選擇接受治療，也不可全數聽任醫師處理，自己必須確實掌握資訊，參與醫療決策。

我尤其主張病患應該要有「讓醫師不敢輕忽你」的態度。過去，病患開刀前必須送執刀醫師紅包，這種不成文慣例如今總算式微。送醫師紅包的行為，形同承認自己是資訊弱勢，非但無助於爭取到適當的醫療照顧，還可能適得其反。醫師在社會上屬於高收入族群，他們會盡可能避免任何危及自己身分地位的風險，因此無論有沒有拿到病患的紅包，基本上都會盡其所能避免醫療過失。然而，病患卻態度卑躬的捧著金錢送上門，反而顯得自己的地位很弱勢、很好打發。

那麼，病患該怎麼做才好呢？我認為，「要讓醫師心存警惕」。倒不是說病患得故意對醫師大小聲，或是炫耀自己後台有多硬，而是得讓醫師知道，萬一發生醫療疏失，你一定會訴諸法律途徑。醫師面對手術時態度總是格外謹慎，就是因為手術如果失誤，自己會有上法院的風險。

因此不妨也讓醫師知道，你的至親好友是律師，還要不厭其煩、詳細詢問醫師為你擬訂的治療計畫，再三確認：「這樣做真的沒問題嗎？」或者拿出自己蒐集的醫療資訊參與討論，也會有效果。這些舉動可能引起某些醫師的不快，但是醫師不高興又如何呢？讓醫師心裡不痛快，就表示他對你起了戒心，不敢草草了事。

有的人可能擔心「惹醫師不高興，會不會故意整我」？我想，醫師還不至於只因爲心裡不痛快，就故意犯下醫療疏失的罪責。

民衆應該修正自己的觀念：在醫療現場並非醫師掌握病患的性命，相反的，是病患掌握著醫師的身家地位！你要讓醫師知道，絕不能輕率馬虎對待你。

「十八名病患死於同一名醫師刀下」的教訓

群馬大學醫院爆發大量手術失誤死亡事件，是醫師蠻橫輕忽資訊弱勢病患的典型案例，讓人忍不住對受害者一掬同情淚。

二〇一五年，一份醫療統計報告書指出，有八名病患在群馬大學醫學院附屬醫院接受腹腔鏡肝臟切除手術後死亡。這八例手術時間橫跨二〇一〇到二〇一四年間，執刀的都是同一名醫師。進一步追查發現，竟然還有十位開腹手術病患也都死於該名醫師刀下。隔年，最終報告書出爐，證實這十八位手術死亡病患全因醫師的醫療處置不當而死。

該院所屬的群馬大學醫學院，早在我還是醫學院學生的時代，就以「重研究，輕臨床」著稱。這所大學在二〇〇五年度的入學考試，硬生生拒絕了一位五十五歲的主婦入學。這位主婦結束雙親的照護工作以後，認真準備醫科入學考試，儘管考試成績優異，卻被群馬大學醫學院拒於門外。她要求校方公開錄取成績，發現自己的考試成績與學力總得分，比錄取的考生平均分數還多出十分，因而提起「年齡歧視」訴訟，最終卻還是敗訴。

我相信這位女性考生將來如果成為醫師，一定可以在醫療現場發光發熱。社會輿論也批評群馬大學，還嘲諷該校拒絕她入學的理由，想必是衡量她以五十五歲的年齡入學，已經「無力投入研究」。

如此偏頗的醫學教育風氣，患者為何還要「自投羅網」呢？群馬大學醫院位於群馬縣前橋市，並非交通不便的邊陲地帶。附近居民搭乘新幹線去東京只需一小時，開車上高速公路也只要兩小時即可抵達。

即便如此，民眾仍選擇就近在向來輕視臨床的群馬大學醫院求醫，這就容易讓該院醫師輕視，認爲他們是「沒搞清楚狀況」的資訊弱勢，以至於衍生出後來不幸的醫療事故。我甚至合理推測，這名醫師不過是代罪羔羊，已經爆發的事件或許只是冰山一角。

死於這名醫師刀下的患者，實在令人爲他們叫屈。他們都是因爲信任大學醫院而前往就醫，院方卻辜負了民眾的信賴，反而仗著眾人的信賴墊高自己的「權威」，以傲慢睥睨的姿態面對病患。我這麼說或許極端了點，但是民眾上醫院看病，必須具備基本的心理素質：務必保持消息靈通，萬一遭遇醫療疏失，也要抱持不惜奮戰到底的決心。這是群馬大學醫院事件給我們的重大啓示。

對不進修的醫師與服膺權威的醫師敬而遠之

篩選醫師時，還要當心「不進修的醫師」。

日本的醫療制度，充斥著保障醫師無須進步也能坐穩地位的歪風，一旦取得醫師資格，就不必再學習，仍能保有醫師地位。當然，並非所有的醫師都不求長進，日日鑽研醫術者仍不在少數。這麼一來，更加拉開了醫師間醫術高下的差距。該找哪一種醫師看病，我想答案再明白不過。

但就算是持續進修，也有服膺醫界權威而無法做出正確醫療判斷的醫師。說到這裡，不能不再次請出本書多次提及的、勇於揭露醫療真相不遺餘力的近藤誠醫師。

前面曾提到，近藤醫師主張對乳癌病患做乳房保留治療，在當時受到日本醫界群起圍攻、猛烈撻伐。儘管如此，還是不乏秉持醫學良心的醫師。他們從善如流，願意在不影響病患存活率的前提下，刻意不進行全乳房切除，以保障病患較爲理想的術後生活品質。

可是醫界權威人士卻不允許這樣的做法，因而對不聽話的晚輩施加壓力。挺不住壓力的醫師無法忠於自己的專業判斷，只能聽命行事，繼續對病患做全乳房切除手術。沒想到今日，乳房保留治療竟成爲日本醫界的「標準治療」。

到頭來，危害病患的正是思想僵化、無法吸收、也不肯理解和採納最新醫療資訊的醫界權威。不願接受新的醫療觀念與方法，等同不用功求進步。那些保守反動的權威自己不求長進也就罷了，還理所當然的阻礙日新又新、鑽研精進的醫師。此外，我們從「膽固醇標準值」的制訂，也可以窺見日本醫界忌憚醫界權威的現狀。

人體由細胞構成，每一顆細胞的表面都包覆著細胞膜，而膽固醇正是構成細胞膜的材料。皮膚周邊的膽固醇在日光催化下，轉變成維生素D的前驅物，協助鈣質吸收，所以膽固醇是人體必要的物質。我甚至認為，膽固醇在一定程度上以多為好。

然而，當今的日本內科學會有不同見解。我自己也是日本內科學會認證的專科醫師，為了更新資格[25]，參加內科學會舉辦的講習會，孰料講課的內容讓我簡直不敢相信自己的耳朵。某課堂上，講師一個勁兒列出膽固醇的危害，並且將標準值上限定在139mg/dl[26]，鼓吹只要超過這標準，就應該立即給予治療。

更叫我震驚的是，全場與會者竟沒有人對此表示懷疑。現場或許有醫師暗自感到不以爲然，但明白當時的情況不宜公開表示意見；不，應該說，學會的權威讓你連提出疑問的餘地也沒有。我想在課堂上發問：「那爲何有醫學統計顯示，膽固醇高的族群比較長壽？」但講習會竟未安排任何提問時間。難道學會認爲，該會耆宿發表的論文，不得容許任何反對的聲音？

結果就是當權的主流派排除不同意見，打壓和自己不同調的會員。只要掌握學會霸權，就可以強迫會員醫師盲從自己的見解，透過專科醫師學會、醫師認證體系，對從醫後依舊努力精進專業的優秀醫師洗腦。

民眾必須認知到這樣的醫療現實，若想求自保，就得用足夠強大的醫療論述來武裝自己，不讓一干庸醫認爲你好應付、容易打發，這才是自我防衛之道。

25 譯注：這裡是指醫師的執業執照換照。按照法規，醫師必須定期接受醫師繼續教育，以符合換領執業執照資格。

26 編注：這裡是指低密度脂蛋白膽固醇（LDL-C）的標準。

因醫糾上法庭，是醫師最不想遇到的事

別看醫生在診間威風八面，基本上實屬怯懦膽小之人。

病患常以爲自己的性命掌握在醫師手上，殊不知醫師總是唯恐自己把病患搞砸。再說，你和醫師又不是朋友，惹醫師嫌惡對你並沒有損失，有疑問就應該問清楚，該主張的就必須大方堅持。大家在職場上不也是這樣理直氣壯嗎？怎麼來到醫師面前就變得唯唯諾諾呢？

我自己是醫師，往來的也都是醫師，我知道醫師是不願冒風險上法庭的。我以福島縣大熊町縣立大野醫院婦產科醫師遭逮捕的案件爲例說明。

二〇〇四年，一名產婦在大野醫院剖腹生產，結果不幸死亡。執刀醫師因業務過失致死及違反醫師法（違反異常死亡通報義務）的嫌疑，在二〇〇六年遭到逮捕。檢察官查出，該名死亡孕婦在產前的超音波檢查時，就已經檢出「前置胎盤」。

所謂「前置胎盤」，是指胎盤完全覆蓋住子宮口。子宮口爲胎兒出生的通道口，前置胎盤的產婦生產時可能大量出血，是風險性極高的病患。因此醫師決定對病患採取剖腹產，術前也告知有大量出血的危險，以及萬一無法止血可能將子宮摘除。

醫師憂心的狀況果然還是發生了。產婦在剖腹手術過程中大量出血，即使摘除子宮仍無法止血，最終失血致死。

這是首位因爲無法挽救產婦性命遭司法逮捕的醫師。法院後來認定，該醫師的處置符合一般醫療常規，最終在二〇〇八年做出無罪宣判。司法雖然還了醫師清白，但醫師曾遭司法逮捕的事實震驚整個福島縣醫界，縣內小規模的婦產科醫院紛紛拒絕受理孕婦生產。因爲通常只配備一名產科醫師的小規模醫院，萬一面臨案件中類似的意外狀況，幾乎不可能保住產婦性命。

對產科醫師來說，大野醫院發生的醫療糾紛極爲罕見，就算行醫一輩子，也未必會遭遇一次。但是其他同業因此大嘆醫師難爲，選擇明哲保身，造成福島縣內的產婦一時間被拒於醫院門外。

這次事件暴露出司法的蠻橫，卻也間接證明醫師普遍不願節外生枝的個性。這也是日本有史以來，頭一遭因醫療糾紛逮捕醫師，但叫人費解的是，爲何選擇醫師偏少、醫療資源嚴重缺乏的福島縣來殺雞儆猴呢？

第六章

護理師、長照管理師都是重要情報站

醫療自主這樣做(三)

想要醫療自主，該如何蒐集相關資訊？

前面章節已經說明醫師臨床經驗值的重要。醫師正確的經驗判斷，往往比國外的醫學實證可靠，因爲這些實證的大數據，都不是來自以日本人爲對象的調查研究。

決定接受某醫師治療之前，應該先了解這位醫師「讓病患恢復健康」的實際績效如何。倘若貴爲大學醫院醫師，卻如同光說不練的經濟學家那樣，只是滿口大道理，但拿不出實際成績，還不如選擇實實在在面對患者、能夠讓老病患長年追隨的診所醫師，更値得病患信賴。

因此我主張，看病也該有個類似「美食部落格」的網站，讓大家可以貢獻個人的看病經驗給其他人參考。相信大家對「美食部落格」都不陌生，格主把自己吃過的店家，用圖文並茂的方式呈現品嘗心得，除了店家的廚藝和口味，店內的用餐氣氛和待客態度也都在品評之列。當然，格主的論點並不能盡信，也不能排除部分格主挾私情散布假消息的情形，讀者必須斟酌多方意見，以得到較爲客觀的梗概。

如果建立類似的就醫部落格，對於視病猶親的醫師給予高度評價，也能忠實反映那些看診混水摸魚、處方千篇一律的誤人庸醫。集衆病患之力，提供親身接受診療的經驗知識，還可以鞭策醫師提升醫療水準。那些門口大排長龍的門診，很多病患都是看網路消息慕名而來，口碑往往可以忠實反映事實。

參考護理師與長照管理師的評價

除了網路評價之外，護理師、長照管理師的意見也値得參考。

不是我自誇，我駐診的川崎幸診所，就是一家體恤病患的好醫院。所以每當長照管理師得知有無助的病患，就會跟他們說：「川崎幸診所的醫師看診親切又仔細，不妨試試看！」而把病患介紹到這裡來。

長照管理師是專門支援照護體系的專家，對醫療院所的內情知之甚詳，他們提供的資訊通常都幫得上忙。

對年輕人來說，想找對醫院、看對醫師，難度或許比較高。因爲過慣都會生活的年輕人，鄰里觀念淡薄、和社區少有互動，如果自家的長輩身強體健，那就更難接觸到長照管理師，生病求醫時難保不會「誤上賊船」，吃了沒必要的處方藥物、接受不必要的治療，剝奪原本自在的生活。爲了不要走到這一步，參考「就醫部落格」就十分重要了。

向病患和藥劑師打聽醫師的口碑

那麼，爲什麼網路上有「美食部落格」，卻沒有「就醫部落格」呢？這件事無涉法律問題，單純只是沒有人願意去做。不去做的原因，在於民眾認定「外行人沒資格評價醫師的專業」。

這麼說來，醫師的評價應該向同行的醫師打聽囉？話也不是這麼說。醫界有派系之分，不能隨便得罪，向醫師打聽其他醫師的風評，醫師必定多所顧忌。再加上醫師普遍崇拜權威，十之八九會推薦大學醫院和該院的元老級醫師。至於大學醫院和元老級醫師能否信賴，前面章節已經著墨不少，還請讀者好好想一想。

因此我認為，患者的親身體驗更具有參考價值。實際接受治療以後，病情是否有所改善，唯有患者自己最明白。此外，那些置身醫療現場，近身觀察醫病關係與治療成效的護理師和ＭＲ（Medical Representatives，醫藥行銷師，又稱藥廠醫藥代表），也是打聽消息的可靠管道。

反過來說，即便沒有「就醫部落格」，只要在網路上努力爬文，關注病友或長照管理師、護理師、ＭＲ等醫療相關從業者的心聲，也可以從眾人的口碑中篩選出好醫師。

那麼，除了以上途徑，是否還有其他能幫助我們找對醫院、看對醫師的方法呢？

自行謹慎求證很重要

到醫院接受治療，醫師可能要求病患做許多檢驗，對這些檢驗數據的判讀，不可完全聽任醫師解釋。

我認為，現階段日本醫療所使用的數據，充其量只能說是「臨床流行病學」的資料。所謂「臨床流行病學」，是將研究成果（流行病學知識）應用於臨床實踐的一門新興學科，運用的正是大量蒐集並分析數據的實證醫學。

日本健康檢查學會根據臨床流行病學，在二〇一四年四月，以一百五十萬人為對象，進行大規模調查，經過統計分析後，發表了膽固醇的標準值，也就是本書第一章曾介紹的：男性為178mg/dl，女性則按年齡層而有不同，三十至四十四歲是152mg/dl，四十五至六十四歲是183mg/dl，六十五至八十歲是190mg/dl。比起日本動脈硬化學會訂定的上限139mg/dl，標準寬鬆很多。然而，日本現行的通用標準值，卻是以日本動脈硬化學會的139mg/dl為準。

新潟大學名譽教授岡田正彥醫師在《週刊現代》（二〇一五年五月三十日號）的採訪中這樣說：

「日本動脈硬化學會制訂的膽固醇標準值，雖然說是依據『血液中低密度脂蛋白膽固醇濃度愈高，死於心肌梗塞機率愈高』的研究結果，但是這一標準值的定案仍缺乏明確根據，人們即便些許超過這一標準值，也不至於生病。國際的膽固醇標準值設定在140mg/dl，同樣是『姑且為之』下的產物，而日本卻不問青紅皂白就照單全收。」

也就是說，日本動脈硬化學會現在奉行的膽固醇標準值，是個「來源不清不楚」的標準。

只可惜，日本健康檢查學會的會員人數少，用心研究的成果也因爲學會勢單力孤而被輕易抹殺。說到這裡，必定要順帶一提，美國早已廢除使用「膽固醇標準值」，原因是「這一標準值的制訂毫無根據」。大家現在得知實情，是否更加深感日本醫界的胡作非爲呢？

治療的決定權掌握在患者手中

你想要從醫療行為中得到什麼改善呢？先釐清自己的醫療需求，因爲這關係到整個人生。如果你要的只是長命百歲，那就得做好「忍受任何醫療副作用」的覺悟；或是你講究生命的品質更勝於長度，寧可在世時活得寬心自在，也不願爲延壽而強忍種種不適和不便。你的抉擇會影響你對疾病的態度。

稍早前和讀者分享我個人的做法，我不願年年不厭其煩接受健檢，爲了保健養生而忍受諸多不便，因此選擇五年做一次心臟健康檢查，萬一發現心臟大血管狹窄，再以植入支架等方式進行治療。又或是接受腦部健康檢查，如果發現問題，就採用腦部導管手術等加以處理。對我來說，這是相對比較不需要犧牲生活品質的選擇。

不過，近藤誠醫師對心臟和腦部健康檢查抱持否定態度。原因是，心臟健康檢查的輻射暴露劑量高得嚇人，而且目前得知，醫界過去一直高估了動脈瘤破裂的發生率。又倘若健檢發現動脈瘤，必須動手術治療，也無法排除手術中動脈瘤破裂，或因其他合併症造成傷害的可能性。

以上可知，每個人對醫療的需求和考量的著眼點，可說是千差萬別。

傾聽身體的聲音

醫療自主必須建立的基本認知，就是懂得「傾聽身體的聲音」。重要的不是身體的各種檢驗數值，而是找出自己身體感到舒適自在的狀態。

我一再強調藥物有副作用，副作用出現時，一定要坦誠面對自己的身體狀況，另外尋求新治療的可能性。

如果單看數據，我的健康狀況或許會歸類爲異常，不服用藥物的話，收縮壓超過200mmHg、血糖值超過600mg/dl。這樣的數據已經到達破壞日常生活品質的程度，身體會感到慢性疲勞、喉嚨乾渴、尿意頻仍。血糖過高，表示身體的細胞無法正常代謝糖分，吃下去的食物也無法化爲身體可利用的養分。

於是，四體不勤的我開始運動，並且服用降血糖藥物。可是，只要血糖降到所謂的「正常值」110mg/dl，我就會腦筋空白、思考遲緩，因此我放寬自己的標準，把血糖控制在200mg/dl左右。

這個數值儘管不符合「制式標準」，但是對我的身體來說剛剛好。每當我感到渾身虛脫無力的時候，一測血糖，大約就在110mg/dl，這表示所謂的「標準值」對我的身體而言，卻是破壞生活品質的「異常狀態」。

傾聽身體的聲音，意味著洞悉自己身體的真實狀況；哪怕不符合制式的「健康標準值」，對自己的身體來說也是良好狀態。民眾必須有這樣的認知才好。

寧可綁手綁腳也要長命百歲嗎？

讀者可別會錯意，以爲只要傾聽身體的聲音，像我一樣把數值維持在稍微超出正常標準的寬鬆範圍，就可以保你長命百歲。我以親身的血糖值爲例只是想說明，有時我們必須在魚與熊掌難以兼得的狀況下，做出自己的抉擇：寧可顧全生活品質，不惜冒著可能折壽的風險，或是甘願經常恍惚無神的活下去，只求延長壽命。

另一方面，民眾也要心裡有底，明白即便檢驗數值都控制在標準範圍之內，也沒有任何醫學實證能保你健健康康、無病無殃。

美國有一項研究，調查舒張壓超出160mmHg的高血壓患者，服用利尿劑氯噻酮（Chlortalidone）的治療成果。研究單位將受試者分為兩組，一組服用氯噻酮，一組服用安慰劑，追蹤比較兩組病患的腦中風罹患率。結果證實，服用氯噻酮的那一組腦中風機率比較低。

然而即使持續服用利尿劑氯噻酮，仍不能免於中風的命運。在追蹤調查過程中，發現服用利尿劑組的腦中風比例逐年升高，只不過是比服用安慰劑組遲了一到兩年發病罷了（參見表5）。

你會如何解讀這個研究結果？可以想見，必定有人興奮叫好：「可以降低腦中風機率耶，這藥實在太棒了！」但我認為，也就是晚個一、兩年發病而

表5 使用降血壓藥與安慰劑後，發生腦中風機率的變化

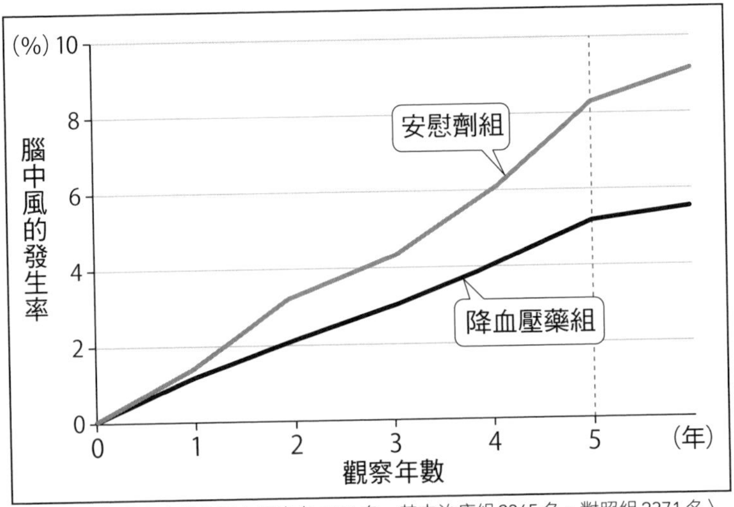

（調查平均年齡七十歲的高血壓患者4736名，其中治療組2365名、對照組2371名）
出處：JAMA 1991；265；3255

已。更別說氯噻酮吃多了會帶來全身脫水、眩暈等副作用。忍受種種藥物副作用，也只是稍微延遲腦中風發生，代價是否值得？

何況降血壓藥並不能真的完全預防腦中風。以服用利尿劑降血壓爲例，持續服用利尿劑的病患，五年後罹患腦中風的機率大約是八．二％，其餘九成多的患者，在這五年間則暫時躲過腦中風危機。這個結果也暗示了寄希望於服藥保健的不切實際，可以提供我們

「不服藥好過日」的另一種選擇參考。

話說回來，該調查結果發表於《美國醫學會雜誌》，測試對象仍然不是日本人。如果對國人進行同樣實驗，或許會是不同的結果也未可知，因此國人對這樣的實驗結論不能照單全收。

我一再重申，日本現今的醫學證據力薄弱，只能講概率論。待他日DNA解析進步，可以區別誰是血壓高也能長壽的體質、誰是不吃藥降血壓就容易中風的體質，該吃藥或不吃藥即可見分曉。但這樣的時代尚未到來，現在的醫師是在完全無從判別病患體質的情況下，隨機抓取某個集體實驗的結果做爲證據，就開始進行所謂的「治療」。

現階段的醫學並無法判斷你的體質，置身在如此渾沌不明的醫療時代，要接受什麼樣的治療，民衆應該保持自主意識，自行做決定。找到自己的「良好狀態」，善巧使用藥物，這就是「傾聽身體的聲音」。

服藥期間，嘗試找出對自己身體來說剛剛好的劑量，也就是「既可以緩解疾病症狀，也不會因爲藥物作用而感到難過」的程度。這是需要相當勇氣的。

剛開始服用降血壓藥物的患者，會出現四肢無力、昏沉與眩暈等種種不適症狀。這時去測量患者的血壓，幾乎都控制在所謂的「標準值」以內。但是我認為，身體既然感到不適，就不該霸道的將血壓降到這麼低，可以考慮適度減少藥量。

人體在一天之內會有各種生理變化。以血壓為例，早上起床以後，血壓逐漸上升，白天活動的時候血壓高，傍晚以後逐漸下降，睡眠時降到最低。這是普遍的生理規律。如果服用降血壓藥物以後夜晚感到頭昏，或許就該減少夜間的用藥，避免血壓在半夜降得太低。同樣的，血糖值也會隨著飲食前後發生劇烈起伏變化。

有學說主張，藥物會擾亂人體原有的正常機能。以血糖為例，即使不服用藥物，身體在血糖上升時會分泌胰島素；相反的，血糖下降時會分泌胰島素拮抗荷爾蒙[27]，這是人體為了常保平衡所具備的自行調節機能。但是在使用降血糖藥物以後，這一機能會受到損害。這樣的主張究竟是對是錯，我無從斷定。只是不可諱言的，一開始服用藥物，許多患者都會感到渾身不對勁。

無論是降血壓藥還是降血糖藥，都不是短期用藥就好，醫師往往指示病患服用一輩子。我甚至合理懷疑有醫師會誆騙病患：「多虧有吃藥，你的檢驗數據都正常了。只要繼續吃下去，能保你健康呷百貳。」

但是，犧牲舒爽自在的生活品質去換取藥物控制下的長命，這交易是否划算，是我們必須深思的問題。

謹慎求證網路資訊的出處

網路上充斥著各種訊息，當然也少不了醫療情報。任何人只要輸入病名，就可以輕易獲取相關的症狀和治療說明，連藥物的效用和疾病有關禁忌也都一併奉上。

但是網路醫療資訊的可信度無法保證，有些是由完全沒有醫學背景的普通

27 譯注：即「升糖素」（glucagon）。

民衆充當寫手，有的甚至扯上怪誕的神祕學，似是而非的資訊混充其間。而且資訊一經登載，基本上不會更新，所以早已被否定的陳年舊知仍穩如泰山的條列在上面。

該如何在資訊亂流中篩選出正確情報，又該如何判別真僞，著實是個煞費心思的難題。

我的做法是，先查明資訊出處。如果出自查證嚴謹（有專家審查內容）的醫學期刊，可信度就有了初步的認證。醫學期刊也有證據等級之分，美國的《新英格蘭》、《刺胳針》、《美國醫學會雜誌》等，號稱一級醫學期刊，以審查嚴謹知名，刊登的文章幾乎都具備十足的公信力。

只是這些期刊發表的研究數據，十之八九都不是以日本人爲調查對象，因爲無法確定裡面介紹的療法可否原封不動的套用在日本人身上，而不受體質差異的影響，若想要如法炮製、應用於國人時，可信度或許要保留幾分。此外，牽涉到創新領域的研究，內容都還在假設性階段，所以不乏暫且通過審查而予以刊載，日後若發現有誤仍必須做出更正的前例。這也是讀者應該留意的可能狀況。

對於網路上沒有註明出處的文章，要存有戒心。有些發文只是單純的個人經驗分享，像是「吃了〇〇以後，高血壓降低了」之類陳述主觀感受的文章，內容真假難辨，務必再三求證。

無論如何，對於毫無根據的文章內容必須審慎以待，特別是類似「瘦人多長壽」等，符合一般社會刻板印象的資訊，在毫無證據的情況下，會因爲先入爲主的關係，而銘刻在心。許多看似再理所當然不過的報導，可能埋藏似是而非的歪理，必須用自己的火眼金睛揭穿虛妄的表象。

此外，不要輕信掛名「〇〇醫師主編（監修）」之類的文章。即便文章出具內容根據，也不表示主編醫師詳讀過通篇文字，只不過是給予掛名罷了。更何況，有不少文章出具的數據只是動物實驗結果，尤有甚者，主編醫師本身不求精進，文章內容早已過時仍不知。

所以，不可單憑頭銜和職稱判斷訊息的可信度，出處和數據更能說明真假。頭銜或職稱本身並沒有任何醫學證據可言，單憑漂亮的頭銜而囫圇吞下這些人提供的資訊，那就如同盲目信仰宗教，而無涉醫學了。

白色巨塔的「加拉巴哥化」[28]

日本醫師存在的一大問題，在於無法讀寫英語醫學文獻。

我和近藤誠醫師曾不約而同感嘆「日本醫師都不讀英語醫學文獻」。當年近藤誠醫師主張「假性癌」之初，就是因爲閱讀了國外的論文，才獲知癌症患者接受腫瘤切除手術與否，對於五年存活率幾乎沒有影響。本書稍早也談到，近藤醫師邀請抨擊他的醫界同行進行公開討論，卻被所有人拒絕了。我們合理懷疑，這些醫師恐怕是缺乏解讀近藤醫師所閱讀英語醫學文獻的能力，或是找不到能提出反證的文獻。不只是癌症的醫療如此，糖尿病和其他疾病也一樣，日本醫界充斥著不閱讀國外最新醫學文獻的「大老」和抗拒最新治療法的「權威」。

太多英語閱讀能力低落的醫師，會導致海外最新醫療技術遲遲無法引進日本，這何嘗不是另類的「加拉巴哥化」？

加拉巴哥化本身並沒有錯，棘手的是，既然要加拉巴哥化，就應徹底落實，以本國人民爲對象，進行大規模臨床研究調查，取得在地的醫療數據。偏偏日本醫界又不這樣做。既無法積極引進國外先進的醫療資訊，又不做國內的本土研究，醫學教授在自己的白色巨塔中究竟忙些什麼，真是令人費疑猜。

嚴重影響生活時，就該考慮減藥

一旦服用高血壓、糖尿病藥物，就要做好一輩子吃藥的打算，這已經是舉國上下皆知的「醫藥常識」。

截至目前爲止，還沒有任何本土研究可以證實，血壓或血糖偏高的人比較長壽，所以民衆也只好面對現實問題，做到一定程度的血壓、血糖控制。

28 譯注：加拉巴哥化意指自成封閉體系，如同達爾文在加拉巴哥群島上發現的區域性生物，其獨特的進化方式，與大陸地區的同類有所不同。

但在不關照自己身體真正需求的用藥之下，導致暈眩、無力等，影響正常生活功能，就有必要檢討減藥的可行性。

儘管如此，病患上醫院要求醫師減藥常常碰釘子，醫師若是拒絕減藥，民眾就得自力救濟、自行調整藥量。

我的診所就收治過這樣的病患，無論何時量血壓，收縮壓都只有80mmHg。血壓這麼低，病患飽受慢性乏力之苦。一問診才得知，他竟然服用多達四種降血壓藥。他抱怨自己總是神疲力乏，商請自己的內科主治醫師減藥，醫師卻不理睬。

還有一位帕金森氏症病患服用治療藥物，以增加血液中的多巴胺濃度，但藥物副作用讓他產生幻覺。他的帕金森病情在藥物控制下得到緩解，已經可以直線走路，身體也不再震顫，卻對出現幻覺深感吃不消。商請主治醫師幫忙減藥，卻遭到拒絕。這位病患年近「超高齡」，體重也不過四十公斤左右，卻得服用對年輕人來說都嫌過重的劑量，實在叫人不忍。更令我憤慨的是，他的帕金森氏症主治醫師完全不體恤病患的處境。老人家住在養老機構，藥物所引發的幻覺已經讓他成爲頭痛人物，要將他掃地出門。即便如此，主治醫師仍堅持制式化的治療，不願爲老人家減藥。對病患的實際需求置若罔聞，這算哪門子的醫師！

雖然不能一竿子打翻所有的醫師，不過普遍來說，日本醫師太不尊重病患的心聲，這都要「歸功」於「檢驗値至上主義」、「用藥至上主義」的醫學養成教育，而始作俑者，正是那些高高在上的醫學院教授。我認爲，日本需要成立務實的醫療教育機關，延請臨床經驗豐富的專家，把真正的重點傳授給看診的第一線醫師。特別是年長者肢體功能退化，有著一籮筐的煩惱，用心傾聽他們的需求格外重要。這也是日本步入超高齡社會以後，醫界必須面對的迫切課題。

何時該轉診或換醫院？

醫師對待病患的態度權威跋扈，也不理會病患減藥的需求……你是否因爲和自己的醫師八字不合而深感煩惱？

必要時，轉院也是可行的選項。轉院時，醫師會開具俗稱的「介紹信」，也就是轉診單及轉診病歷摘要，上面除了記錄病狀，還有治療過程等的摘錄，協助接手的醫師做治療上的判斷。這些文件資料必須由醫師親自經手開立，如果轉診的理由是因爲病患搬家等因素，那還好說，如果是因爲不滿醫師的醫療處置而轉診，臉皮薄的病患可能開不了口。

其實，即便醫師不願提供轉診所需的文件和病歷資料，病患自行轉院也不會有任何問題。根據日本法律，醫師並沒有提供患者轉診單及轉診病歷摘要的義務，因此若主治醫師不肯幫忙，也不必勉強，正好順水推舟，說走就走。你屬意的下一位醫師，若是願意體恤病患苦衷、有度量的醫者，也會希望盡快爲你看診。事實上，風評好的醫院通常都已習慣接手從他院轉來的病患。

此外，醫師多半自尊心很強，當病患說非他不看時，醫師通常不會拒絕，儘管安心轉診就是。

萬一轉診實在有困難，還可以利用徵詢「第二意見」的機會。在日本，徵詢醫療第二意見的做法並不普及，只有攸關性命的重大疾病例如癌症，或牽涉大手術的狀況下，才會徵詢主治醫師以外的其他醫師意見。至於生活習慣病等內科疾病，幾乎不會有人費心徵詢第二意見。

但我認爲，即使是日常疾病，也應該尊重第二意見的看法。這是因爲內科對患者的資訊不透明，尤甚於其他科別。所以，不只是外科，內科也應該徹底實施「知情同意」制度才對。

醫術差的醫師口才反而厲害

最惡質的庸醫，當屬醫術拙劣的醫師。例如前述的群馬大學醫院，造成術後十八名患者死亡的執刀醫師，就是醫術拙劣的典型例子。

我的心得是，醫術愈差的醫師，口才愈了得。他必須能言善道，才能夠在醫療失敗後自圓其說，不斷爭取到下次機會。經過如簧之舌的巧言辯解，說服患者或患者家屬，他就可以撇清罪責全身而退。以群馬大學醫院爲例，儘管已經有十七位病患死在這名醫師刀下，院方仍遲遲未啓動正式調查，可見這名醫師的「解釋技巧」非比尋常。醫術低劣卻巧言善辯，這是病患最怕遇到的醫師類型。

不幸的是，我擔心這種醫師未來只怕有增無減。我這樣憂心是有充分理由的。當前的大學入學考試制度正面臨重大變革，舉例來說，幾乎所有的大學醫學院入學考試都跟進採用面試制度，而且面試成績的比重日後甚至可能成爲錄取與否的關鍵。不但如此，主事者也在檢討現行「一試定勝負」的入學考試制度，希望朝向以多次定期考試加總成績，做爲學力評估的依據。文部科學省[29]的說法則是，考試方針將從傳統的「紙上測驗」，調整爲「重視個人特質」。

對於這一點，我並不苟同，這樣的方針調整對醫學院入學考試尤其不妥。在牛棚[30]投得一手好球的選手，正式上場如果毫無表現，就稱不上「專業」。醫師是醫療專業職，他的醫療處置關乎患者的健康與性命，即便私下練習再精良，如果正式上場搞砸了，是無法簡單善了的。

正因爲醫師必須是經過國家考試歷練合格的人，所以唯獨醫學院入學考試，至少應該以近乎「一試定勝負」的紙上測驗，來篩選出合適的未來醫師人才。

醫師這門職業，比較適合秀才型的人。手術的好壞不單看手巧與否，還得看醫學專業功力。醫師必須熟稔人體各部位神經、血管走向與肌肉的分布及動態，這得下多大的苦功才行，而現今的填鴨式教育正適合醫師這門專業的養成。

那麼，什麼樣的醫師才有資格配稱為「良醫」呢？以外科醫師來說，神乎其技的手術功力是一定要的，而且不只是在開刀房很厲害，還包括良好的術後照顧，也就是所謂的「術後管理」。如果手術本身很成功，病患卻在術後殞命，這樣的手術等同失敗。

談到術後管理，就讓我想起東京大學醫院的草率。二〇一二年，天皇陛下因為狹心症，到東大醫院接受心臟冠狀動脈繞道手術，執刀醫師是順天堂大學醫院的天野篤醫師。為天皇陛下動手術的人選，絕對是業界第一人無疑，但是

29 譯注：相當於台灣的教育部。

30 譯注：牛棚是指棒球場中的後援投手練習區，也被引申指稱隊上的後援投手群。

東大醫院隨後的失職表現，卻讓眾人看傻眼。手術本身雖然順利完成，天皇卻在術後發生胸腔積水，不得不進行好幾次抽水治療，暴露出東大醫院術後管理的疏失。因此，這件事給我們寶貴的啓示是：當你在考慮執刀醫師的同時，應連同術後管理一併列入手術實績，慎選良好的醫療團隊。

然而，醫術的好壞不只該院「圈內人」不容易得知，就算觀摩醫師的手術紀錄影片，一般人也看不出個所以然。最簡單的檢測指標，就是看醫生經手的病例數。時下的醫療保健書刊或相關專題報導，常會附上各家醫院的疾病類別手術件數。實在不知該選哪一家醫院動手術的話，不妨考慮開過該種手術件數最多的醫院。

手術件數多，表示醫院口碑好，讓病患慕名求治，也間接說明醫院對該病症的手術經驗豐富。對外科醫師而言，手術經驗最是寶貴。我尊崇的心臟外科醫師南淵明宏，是漫畫《怪醫黑傑克》裡北三郎醫師的人物原型。南淵醫師曾說過，心臟外科手術的醫術高下，會隨著醫師開過的手術件數多寡，而呈現天壤之別。他還以「龜速駕駛人」（sunday driver）[31]和「世界一級方程式賽車手」，來比喻兩者的技術差異。我推論，不只是心臟外科如此，一般外科想必也一樣同理。

你會希望自己的司機是開車技術拙劣的龜速駕駛人，還是技術爐火純青的世界一級方程式賽車手呢？不用說，大家都會選擇後者。同樣的，如果非開刀不可，當然要選擇手術經驗豐富、臨危不亂的醫師爲自己操刀。

選擇能以醫學實證說服病患的醫師

再說到如何選擇好的內科醫師，我心目中的理想人選是：願意耐心傾聽病患的痛苦、溝通能力良好，並且能夠以醫學實證爲根據進行醫療處置的醫師。

這幾個條件看似簡單，實則難以落實。有的醫師對自己的治療過度自信，

31 譯注：英文俚語的 sunday driver，是指只在星期天開著車四處兜風的人，用來形容偶爾開車、技術笨拙的駕駛人，也戲稱那些開龜速車的人。

別看他平日對病患笑容可掬，總是談笑風生，病患如果對治療提出疑問，他會瞬間變臉，甚至惱羞成怒，大發雷霆。

舉例來說，病患用藥以後感到身體不舒服，請教醫師能否減藥或換藥。醫師如果快快不快，威脅：「你的檢驗數據不是都正常了嗎？不乖乖吃藥的話，很快會沒命。」這種醫師表面上看似爲病患著想，其實是檢驗數據至上主義者，完全無視病患的真實感受和需求，大家對這種醫師要提高警覺才好。

醫師對於爲何不能改藥或換藥，必須有充分的理由，願意提出實證依據，得到病患的理解採納，才是真正的好醫師。

當然，醫師也是人，也會有頭昏腦熱、情緒不佳的時候。但只要是身在診間面對病患，都應該真誠以待。反過來說，無法做到的醫師，不值得病患信賴。

我認爲，身處超高齡社會，當醫師的人必須具備一定程度的通融彈性。別看醫生好像都很有自信，其實我們往往處在外人難以理解的兩難處境。民眾普遍非常在意自己的體檢數值是否合乎標準，逼得醫師不能不爲病患做檢驗。但是另一方面，以年長者爲主的社會保障給付，已經造成國家過於沉重的財政負擔，無謂的醫療遭到檢討，這都讓醫師處於多重限制。所以，現在的醫師必須腦筋靈活善變通，從旁協助患者實現醫療自主，而不是繼續扮演權威的決定者。

例如，病患如果反映：「停藥以後，我反而感覺一身清爽。」醫師就該順勢讓病患停藥，持續追蹤觀察停藥反應，而不是強迫病患繼續用藥。事實上，我在診間也採取同樣的彈性策略。憂鬱症病患說他停用抗憂鬱劑後身心反而輕鬆，我會尊重病患的感受，暫停用藥，只追蹤觀察病患的反應。萬一病患用藥以後出現其他症狀，我也會另尋替代藥物。

或許有人不認同這種做法，認為這樣的醫師對治病缺乏信念，用藥沒原則。然而我堅信，醫療的目的不在於透過控制做出漂亮的檢驗數據，而是讓病患回復輕鬆舒適的身心狀態，可以自在過日子。患者的身心狀態好壞，不是看檢驗數據，而在於他本人的感受。能夠協助患者醫療自主的治療和處方，才是醫師該有的追求。

無論醫師還是病患，對現今的醫療都存在過多幻想，以為手術或藥物是治病的萬靈丹，卻無人在乎病患每天的生活過得好不好。日子過得如何，遠比檢驗數據的漂亮與否重要太多了。

醫院的排行榜可信嗎？

有些民衆會從醫院排行榜或就醫指南尋找可以託付的醫師。這些排行或指南當然可以做爲就醫參考，但要留意其中的「眉角」。

以外科來說，先前舉的病例數與手術量，通常都是排行榜的統計基礎資料，信賴度相對比較高。有的就醫指南還會列出手術成功率，不過這一數據的可信度必須謹愼求證。基本上，病例數多的醫院，手術技術也有一定口碑，所以難治的病患都被送到這裡來。而高難度的手術失敗率也高，因此操刀醫師儘管醫術高明，成功率卻可能不夠亮麗。

至於內科，要舉出定量化的評選指標比較困難，因此我會側重醫師的經驗値，就醫人數排行會是一大參考。必須留意的是，資訊封閉的民衆容易單憑醫院的名氣大而指名求診，但是名氣大與醫術未必對等。

此外，病友推薦人數也可以做爲參考。以前不少醫師習慣介紹自己出身的大學醫院給病患，但日後萬一發生醫病糾紛，會連帶影響自己身爲醫師的專業評價。所以愈來愈多醫師轉而把自己交友圈可信賴的同行介紹給患者，而患者衆口稱讚的醫師，也會列入自己的口袋名單。

民衆對於排行榜的主編或評選人也要多留一份心，尤其如果牽涉到學會，整個排行榜的運作都可能受到政治力影響，扭曲了公正性。

在這裡傳授我看排行榜的「撇步」，那就是「住院醫師訓練」的選配排行。剛考取醫師執照的菜鳥醫師，都必須向醫院申請接受「住院醫師訓練」。菜鳥醫師會優先選塡心目中理想的訓練醫院，以便與各家提供訓練的醫院進行「配對」。懷抱滿腔醫療服務熱忱的菜鳥醫師，多數想要跟在醫術高超的前輩身邊打好基礎，所以會大量蒐集各醫院情報，找出最有助於自己專業訓練的醫院。因此我認爲，愈多菜鳥醫師申請進入受訓的醫院，愈值得民衆信賴。

「住院醫師訓練」的選配作業結果，會刊登在「醫師臨床研修選配協議會」（医師臨床研修マッチング協議会）的網站上。其他像是「日經醫療指南」（日

経メディカルOnline）也有排行榜可供參考。這些排行榜基本上都是以申請進入該院受訓的醫師人數做統計。

以下是二〇一七年度申請臨床研修醫師人數排行前五名：

★大學醫院排行

第一名　東京醫科齒科大學

第二名　東京大學

第三名　杏林大學

第四名　和歌山縣立醫科大學

第五名　京都大學

★市區醫院排行

第一名　聖路加國際醫院

第二名　武藏野赤十字醫院

第三名　龜田總合醫院
第四名　關東勞災醫院
第四名　虎之門醫院（兩者申請人數相同，因此並列第四順位）

此外，能顯示「錄取定額對第一志願比例」的倍率，也值得關注。一般而言，市區醫院的錄取定額比大學醫院來得少，因此倍率也會相對提高，達到七倍以上的醫院約莫就有二十所。

看檢驗數據，不如直接針對患處

本書一再說明，醫院的檢驗結果充其量只是個概率，誰都不能斷言數值偏高或低，是否就真的不利健康。要不要投以藥物治療，必須考慮到患者的年齡和疾病類型等多方複雜因素。如果是八十五歲老人，幾十年都這樣活過來了，研判今後突然惡化的可能性並不高，放著不治療應該也不會有大問題。但是，同樣的檢驗數值發生在壯年人身上，考慮到來日方長，處理上或許就得更加積極。然而話說回來，這個「異常數值」究竟是反映出疾病狀態，或純粹只是個人的體質使然，醫師也說不準。總之，檢驗數值就只是反映概率罷了。

我認爲，可以接受醫療概率論的人，某些檢查如果對自己有幫助，那麼接受檢查也無妨。

我認爲自己應該接受的身體檢查之一，就是心臟健康檢查。前面我也分享個人經驗，說明自己一直定期接受心臟健康檢查。從心臟的磁振造影（MRI）和電腦斷層掃描（CT），可以見到冠狀動脈的健康狀態；從頸部、心臟的超音波檢查，能夠直接確認以心臟爲主的循環系統狀態。無論是冠狀動脈狹窄還是動脈硬化，都可立即確知。

一般健檢的抽血檢驗，只能單純顯示生化數值的變動，即便數據不佳，動脈卻可能完全未出現任何硬化現象。但是心臟健康檢查則是近距離直接檢視心臟與冠狀動脈、大動脈狀態，萬一發現冠狀動脈狹窄，就採取植入支架等必要的醫療處置，有效降低猝死風險。擔心自己動脈硬化的人，與其爲了每年的血液生化檢驗結果膽顫心驚，好像抱著不定時炸彈過日，我認爲不如接受心臟健康檢查來得實際。

事前了解自己的心臟健康狀態，可以考慮的治療選項就多了。前面談到，醫師的開刀技術是否精良，端賴經驗值。如果提前得知必須接受心臟手術或冠狀動脈繞道手術等治療，就能事先查詢手術案例數多的醫院。否則，等到哪天真的發生急性心肌梗塞，也只能任憑救護車把自己送到隨便一家醫院去，緊急接受臨時醫療處置。

腦部健康檢查的精密度雖然不及心臟健康檢查，但我認爲腦部健康檢查也有它的作用。透過腦部和頸動脈的電腦斷層檢查，容易發現腦部動脈瘤、血管狹窄等問題。如今因爲營養條件改善，血管普遍比過去健康，因腦中風倒下的人變少了。以前的人只要血壓超過180mmHg，腦中風機率就相對升高，但現在即使血壓高達200mmHg，也不會輕易出現腦中風的病症。倒是高血壓對動脈瘤的威脅比較大。動脈瘤破裂可引發致命的蜘蛛膜下腔出血，而腦部健康檢查有助於發現腦中風前期的動脈瘤。

無論是心臟健康檢查還是腦部健康檢查，都屬於國民健康保險以外的自費檢查項目。心臟健康檢查的行情大約十萬日幣，腦部健康檢查約三萬日幣左右。儘管要價不低，但是對於有動脈硬化或腦中風疑慮的人來說，與其爲一般血液生化檢驗結果的不確定性而憂心，還不如求助高精密度的影像學檢查，來得確實、有效率。

在強調醫療自主的時代，民眾對醫療檢驗的選擇也應該抱持自主意識，如果不自己架設起資訊蒐集天線，正確的訊息不會自動送上門來。但願讀者都能體認蒐集資訊的重要性。

資訊不足就會淪爲「醫界權威的信徒」

不自行打聽、蒐集有用的醫療資訊，將可能導致何等後果，相信大家一路讀到這裡，心中都有底了。消息不靈通的患者不僅可能被部分醫師看扁，甚至會被當成醫療實驗品。

更何況，對自己的病情和相關醫療一無所知，就談不上醫療自主，只能對醫師言聽計從，讓人牽著鼻子走，淪為醫師的「信徒」。

日本人向來謙恭有禮，這一特質平日雖然稱得上是美德，但遇到必須守護自身性命安危的醫療狀況，反而成了缺點。即便是知識分子，也認為用自己的醫療知識去質疑醫師的專業，似乎有失於禮，所以認命的遵從醫師指示，不敢有異議。身為醫師，我認為這是不可取的。知識就是力量，民眾要勇於用知識捍衛自己，否則就會淪為醫界權威的「信徒」。

日本人招架不住大學醫院的「教授」頭銜，只要一聽說是「教授」便肅然起敬，認為必定是醫學知識淵博、專業造詣深厚、手術技術一流，然而事實卻是許多教授只不過是埋首實驗室研究的二流臨床醫師。大家可千萬別被頭銜唬弄了。

去醫院之前，不妨先打聽醫師的經歷。最近多數醫院都會公開該院醫師的個人學經歷，或是登載於簡介當中。裡面如果有「○○醫院研修××手術」，或是「××手術執刀○○例」等相關實績揭載，都表示該醫師累積比較豐富的經驗。至於把學會的會長等頭銜一併掛出來的醫師，只能說明走的是研究路線，對患者的實際需求幫助有限，也就是聊勝於無罷了。

追求自在或服膺醫療，全看自己抉擇

本書揭露了日本當前的醫療問題，目的並不是要嘲弄現行的醫療缺失，而是想訴求醫療自主的重要。

所謂「醫療」是爲了患者的舒適過日而存在，因此只要違背了這一目的，哪怕是醫院開給的處方藥，適度減量或拒絕使用也是可行的自主辦法之一。相反的，倘若全心交託醫師的醫療處置，成爲醫師的信徒，可以讓你感到安心，那也是個人的自主選擇。

我是精神科專科醫師，在精神科的臨床治療領域裡，發生「移情作用」的現象尤其常見；也就是患者在接受治療的過程中，對主治醫師萌生好感。移情過度，會將醫師當做情感寄託對象，產生愛慕情愫而盲目信賴。不過，適度的移情可以讓病患感到「有這位醫師照顧，我就放心了」，有助於提升治療效果。我認爲不只精神科如此，許多病患都容易對真誠相待的醫師產生移情作用，而如果移情作用能爲患者帶來愉悅，相信自己的本能而樂於接受治療，我認爲這種「出於患者的自主決定」也必須尊重。

勇於拒絕缺乏實證的醫療，選擇傾聽身體的聲音，避免過量使用藥物，或是只要是某位醫師所言，即便缺乏醫學實證你也毫不懷疑，這都是個人的自主選擇。

對於自己的醫療，你要如何決定都行，重要的是隨時保持消息靈通。大家都以爲醫學是科學，但如果醫學真的是科學，那也只是走在發展的半路上，至少現階段並不存在絕對正確的醫療方法。不久的將來，當基因診斷成熟到可以進行個人化的精準醫療，而萬能細胞足以實際應用於臨床治病，醫學或許可見到「科學成果」。但是在這裡之前，現在的醫學仍處於過渡期，種種醫療上的謎團，都必須等到這些新技術實現，才能夠一一解開。就連我們目前所知的動脈硬化原因，也只能算是一知半解。

說來說去，人體生命功能的運作最是難以掌握。我們可以進行動物實驗，但絕對不允許直接進行人體實驗，因此只能累積各種推論，嘗試接近人體的真相。究明身體運作的真相已不可得，再加上錯綜複雜的心理因素作用於人體，更造成諸多難以捉摸的變數。

舉疼痛治療爲例。所謂「疼痛」，是疼痛信號透過神經纖維傳送到腦部，作用於大腦、前額葉、小腦等部位。科學家雖然已經追查到這個地步，卻無法釐清爲何會發生不明原因疼痛。有的疼痛最初是來自刀火傷或跌打損傷，但即使把受傷的原因治好了，病患卻還是疼痛不止。如今的醫學對這種「慢性疼痛」的發生原因還是不甚了了，最後只能嘗試用心理學上的「認知行爲治療」[32]加以緩解。

現階段的科學並非萬能，對疼痛治療的無能爲力只是例子之一。當然，隨著研究愈深入，治療奏效的機率也會跟著提升，但並非絕對保證。個人與生俱來的特質必定也會影響治療成效。

爲了高血壓、高血糖等慢性病去看醫生，醫師多半會投予處方藥物，並施以生活和飲食的衛教指導，以便將「超出正常的數據」降下來。雖然這些醫療處置都有一定程度的檢測依據，但請務必明白，醫療專業的說法未必等同絕對的事實。

那麼，究竟該如何做才好呢？醫師的處方藥物或設下的種種限制，如果已經造成日常生活的痛苦，你可以有幾種選擇：針對痛苦的來源，尋求解決或替代方案，以「提升生活品質」爲主要目的；或者，仍舊相信醫師的處置，繼續接受治療。讀者不妨參考本書，做出自己的判斷，實踐專屬於你的「醫療自主」。

32 譯注：認知行爲治療是在一九六〇年代發展出的一種心理治療方法，主要針對憂鬱症、焦慮症等心理疾病，與不合理認知導致的心理問題。這種談話治療，以目標導向與系統化程序，解決情緒、行爲與認知問題。

後記
快活人生的契機

大家看完本書之後，心中做何感想呢？

我撰寫本書的目的，並非爲了批判現代醫學。只是，現代醫學尚在發展中，全盤相信現階段不成熟的知識，難保不會出事。爲了不在未來吃虧受害，我才大膽提倡「醫療自主」。

本書不在於爲民衆樹立遵行的教條，而是要爲「今後該如何對待自己的身體」與「如何看待醫療」，提供大家另一種可能的思維。誠如我在書中談到，從實證醫學長期發展的追蹤研究來看，所謂「藥物」，與其說是具有降低罹患疾病的機率或預防疾病的作用，不如說只是延緩發病時間罷了。

例如，第六章舉研究實例說明，高血壓病患服用降血壓藥，只是把腦中風爆發時間延後一至兩年，但爲了延後一到兩年發病，卻要忍受服藥後的頭重腳輕、飲食忌口等諸多生活限制。然而究竟是要忍受種種身體不適和不便，換取延後一到兩年的相同發病機率？還是及時行樂做自己？大家有必要停下來想一想，充分權衡利弊得失以後再做決定，這是本書想要呼籲的重點。

從精神科醫師的立場來看，生活的選項愈是五花八門，可以任君挑選，愈有利於一個人的心理健康。單就高血壓而言，有了上述資訊以後，病患的選項就多了，而不會只有服藥一途。診治長年的老病號和年長者的經驗讓我深刻領會年齡和遺傳實爲難以違抗的命運，這也一併提供讀者做爲醫療選擇的參考。

本書的另一大訴求是：不要被動接受醫師的醫療處置，也不要盲從大學醫院或教授的權威，多多打聽各種醫療資訊，消息靈通才不會吃虧。透過以上認知，都有助於增加自己在醫療上的選項，就不至對醫師言聽計從，進而降低被醫師看扁的風險，避免遭受不必要的醫療處置。

讀者如果願意把我的話聽進去，體認獲取正確醫療資訊的重要，那就不枉此書了。當然，這些純屬我的個人之見，不能強迫人人按讚說好。倘若本書能夠觸動讀者，讓大家開始思考如何做出自己快意人生的重大抉擇，那將是我莫大的榮幸。

二〇一八年八月

和田秀樹

身體文化150

良醫才敢揭發的醫療真相：拒絕無效檢查，遏止過度醫療，拿回病主權的66個良心建議

作者—和田秀樹
譯者—胡慧文
副主編—郭香君
責任編輯—龍穎慧
責任企劃—張瑋之
校對—吳毓珍
視覺設計—走路花工作室
內頁排版—新鑫電腦排版工作室
編輯總監—蘇清霖
董事長—趙政岷
出版者—時報文化出版企業股份有限公司
108019 台北市和平西路三段二四〇號一至七樓
發行專線—（〇二）二三〇六六八四二
讀者服務專線—〇八〇〇二三一七〇五
（〇二）二三〇四七一〇三
讀者服務傳真—（〇二）二三〇四六八五八
郵撥—一九三四四七二四 時報文化出版公司
信箱—10899 臺北華江橋郵局第 99 信箱
時報悅讀網—http://www.readingtimes.com.tw
綠活線臉書—https://www.facebook.com/readingtimesgreenlife
法律顧問—理律法律事務所 陳長文律師、李念祖律師
印刷—盈昌印刷有限公司
初版一刷—二〇二〇年三月二十日
定價—新台幣三〇〇元
（缺頁或破損的書，請寄回更換）

時報文化出版公司成立於一九七五年，
並於一九九九年股票上櫃公開發行，於二〇〇八年脫離中時集團非屬旺中，
以「尊重智慧與創意的文化事業」為信念。

良醫才敢揭發的醫療真相：拒絕無效檢查，遏止過度醫療，拿回病主權的 66 個良心建議 / 和田秀樹 著；胡慧文 譯. -- 初版. -- 臺北市：時報文化, 2020.03
面； 公分. --（身體文化；150）
譯自：病院のやめどき「医療の自己決定」で快適人生
ISBN 978-957-13-8121-3（平裝）

1. 醫學 2. 醫療服務 3. 文集

410.7 109002427

ISBN 978-957-13-8121-3
Printed in Taiwan